REAL PEARL WORKSHOP

HIV診療の「リアル」を伝授します

協力　青木　眞
監修　福武勝幸・山元泰之
編集　天野景裕・村松　崇・赤石　雄

丸善出版

推薦のことば

　「梅毒の急増する日本は，やがて HIV 感染症も増える」と予測する性感染症の専門家は少なくない．そして HIV 感染症に罹患しても，適切な診療で天寿を全うすることが可能な今日，蓄積し増大する感染者たちを早期に発見し対応するには一般医療機関，特にプライマリケア領域の参入が必須である．同時に，感染者の高齢化にともなう糖尿病や心筋梗塞といった，生活習慣病に対応可能な各専門科の協力も不可欠である．本書はこのような事態に対し，初学者，ベテラン，双方に有用な情報を提供すべく企画されたものである．

　東京医科大学臨床検査医学教室は伝統的に血液凝固異常疾患を扱い，また新宿という場所柄，HIV 感染症の流行に当初から関係の深い組織であった．今でこそ天寿を全うすることも可能となった HIV 感染症も，有効な治療薬が皆無であり，致死率も 100% に近かった流行当初は，エボラ出血熱のごとく恐れられ忌避される疾患であった．世間のみならず医療従事者の無理解などに板挟みになりながらも，本教室が誠実に診療を続けることができた背景には，福武勝幸主任教授をはじめとする本教室員たちの忍耐・寛容・努力があったことは間違いない．

　さて本書の紹介であるが，HIV 感染症に関する基本的な疫学・病態・診療といった教科書的な記述は最新の情報で整理されている．さらにここで特に強調すべきは，長年本組織が培ってきたチーム医療の成果である．各職種（看護師，MSW，薬剤師，各科専門医）のインプットが素晴らしい．一部の例を挙げれば…，

- 看　護：(Sexuality など) 聞きにくいことは，問診票で，あらかじめ…
- ＭＳＷ：在宅医療準備の鍵は，多職種連携カンファレンス
- 皮膚科：(診断に有用な) 違和感のポイントは，身なりがとても綺麗なのに，重度の爪白癬

　一見，類書がすでに多数ありそうな本書だが，筆者が担当した最終章（その 10 の実況中継的な症例検討会）を含め，長年多くの症例を扱ってきた施設のみがもちうる知識・知恵が満載の本である．広く関係の方にお勧めします．

2016 年 9 月吉日

東京医科大学病院臨床検査医学科　客員教授　青　木　　眞

監修者序文

　1981年，米国の男性同性愛者の間にニューモシスチス肺炎（PCP）が多発したことから，新たな免疫不全症発生の不安は始まりました．翌1982年には米国の血友病患者にもPCPの発生が報告され，私のような血友病関係者も大きな不安に陥れられたのでした．同年，米国CDC（疾病管理予防センター）は，この病態を後天性免疫不全症候群（AIDS）と命名しました．翌1983年には原因ウイルスが発見され，1984年にはウイルス（現在のヒト免疫不全ウイルス：HIV）の分離に成功しました．そして，1985年にはELISAが開発され，感染者の診断が可能になりました．当時，感染は死を意味する病気であり，血友病患者の陽性率の高さの衝撃を忘れることはできません．一方，1987年にはジドブジンが最初の治療薬として米国で承認されましたが，核酸系逆転写酵素阻害薬（NRTI）の単独治療は効果が乏しく，予後の改善は得られませんでした．1996年になり，新しいクラスの治療薬の非核酸系逆転写酵素阻害薬やプロテアーゼ阻害薬とNRTIの併用療法による著効が報告されました．この画期的な治療法（ARTの前身）により本症は「死の病気」から「慢性感染症」へと変貌し，適切な医療を受けることで健常者と同じ社会生活が続けられるようになりました．

　本書は，東京医科大学病院でHIV診療を担当する当科が毎年行っている「基礎から学ぶHIV感染症セミナー」の内容を本の形に集約したものです．このセミナーは，全国でHIV感染症の診療に関心をもつ後期研修医クラスの方々に，HIV感染症の日常診療で必要な様々な知識と知恵を手軽に習得していただけるよう，2日間，HIV診療に関する総合的な解説やワークショップを行なっています．この企画は当科のスタッフとともに，ご賛同いただいた外部の専門医，当院でHIV感染症の診療に当る各診療科医師，ソーシャルワーカー，薬剤師などが手弁当で集まり，若手医師を支援するために精一杯の指導に当っています．関係者一同，本書がHIV診療に携わる皆様のリアルな診療に役立つパールとなることを願っています．

　2016年9月吉日

監修者を代表して　福　武　勝　幸

編集者を代表して

　HIV 診療というと「まだまだ特別な施設だけが診る疾患なのでしょう？」と高いハードルを設定している先生方も少なくないと思います．そんな先生方に「いやいや，HIV 診療はすでに慢性疾患として多くの先生方に総合内科的にケアしてもらう領域なのですよ！」というリアルを伝授できたらという思いで，本書の編集にあたりました．

　最近，クリニカルパールという言葉をよく見聞きします．どういった意味なのでしょうか？「臨床医の知識と経験に裏打ちされた，現場での診断・治療に役立つ【格言】のようなもの」といわれています．データ重視の EBM に対して，医療のアートの一面を表した言葉と考えられます．どんなに多くの文献を読むよりもきっと心に強く残り，次の診療に活かされていく，そんな教育的な意義があるのだと思います．

　当科では HIV 診療の教育的イベントとして，年に一度，2 日間の「基礎から学ぶ HIV 感染症セミナー」を行ってきました．講義ばかりのセミナーではなく，なるべく実臨床の醍醐味を感じてもらいたいと考え，ワークショップ形式を多く取り入れています．この HIV 診療ワークショップには，クリニカルパールといえるほどの格言ではないけれども，リアルなパールがふんだんにちりばめられています．日々，患者さんと直面している当科や関連診療科の医師たちや我々とともにチームを組んでくれているコメディカルたちがリアルに感じたこと，忘れてはならないこと，お勧めしたいことなどがリアルパールとして伝えられています．

　本書は臨場感を大切にしています．コラムやこぼれ話でひと息入れて，当科の専門医自身が描いたリアルイラストに「くすっ」としながら，語りかけられるように読み進めていってください．あたかも我々のセミナーにリアルに参加した気持ちになっていただけることでしょう．そして，そんなリアルパールのシャワーを浴びて，HIV 診療に関わることの「面白さ」を感じていただければ幸いです．

　編集者を代表して，本書の企画発案から編集，執筆，完成までに携わっていただいたすべての方々に感謝いたします．

2016 年 9 月吉日

編集者　天　野　景　裕

執筆者紹介

■ 編集協力
　青木　　眞　　東京医科大学病院臨床検査医学科 客員教授
■ 監修者
　福武　勝幸　　東京医科大学病院臨床検査医学科 主任教授
　山元　泰之　　東京医科大学病院臨床検査医学科 臨床准教授
■ 編集者
　天野　景裕　　東京医科大学病院臨床検査医学科 教授
　村松　　崇　　東京医科大学病院臨床検査医学科 助教
　赤石　　雄　　東京医科大学病院総合診療科 助教
■ イラスト
　鈴木　隆史　　東京医科大学病院臨床検査医学科 准教授
■ 執筆者
　一木　昭人　　東京医科大学病院臨床検査医学科 助教
　大瀧　　学　　東京医科大学病院臨床検査医学科 兼任助教
　大谷眞智子　　東京医科大学病院臨床検査医学科
　尾形　享一　　尾形クリニック 院長（臨床検査医学科 兼任講師）
　上久保淑子　　東京医科大学病院臨床検査医学科
　斎藤万寿吉　　東京医科大学病院皮膚科 講師
　佐藤　知恵　　東京医科大学病院看護部
　清田　育男　　東京医科大学病院臨床検査医学科 助教
　関根　祐介　　東京医科大学病院薬剤部 主査
　近澤　悠志　　東京医科大学病院臨床検査医学科 助教
　萩原　　剛　　東京医科大学病院臨床検査医学科 講師
　備後　真登　　東京医科大学病院臨床検査医学科 助教
　藤平　輝明　　東京医科大学病院総合相談・支援センター 副センター長（MSW）
　村中　清春　　帝京大学ちば総合医療センター血液・リウマチ内科
　山中　　晃　　新宿東口クリニック 院長（臨床検査医学科 兼任講師）
　横田　和久　　広島市立広島市民病院総合診療科（兼内科）副部長
　四本美保子　　東京医科大学病院臨床検査医学科 講師

（執筆者，五十音順）

目 次

その1 序 論 ―――――――――――――― 1 [大瀧 学・福武勝幸]
1. HIVの概念 1
- リアル1：HIVの感染経路は血液と粘膜 1
- リアル2：HIVの増殖過程は治療薬の理解に役立つ 4
- リアル3：HIVの臨床像の自然経過を知ることが診断の手がかりに 5
- リアル4：CD4数の低下具合でかかりやすい日和見感染症がある 7

2. HIVの疫学 10
- リアル1：世界の新規感染者数は減っている 10
- リアル2：日本の新規感染者数はここ2〜3年は横ばいであるが… 10
- リアル3：HIV-2の感染者は少ないが，効かない抗HIV薬があるので注意！ 12

3. HIVの検査・診断 14
- リアル1：検査を勧めるべき人とは「感染する可能性のある人」と「それなりの症状がある人」 14
- リアル2：「HIVを診断するための検査」を知ろう 15
- リアル3：HIVの経過観察にはCD4数とウイルス量とetc 20
- リアル4：後につなげてこそ「HIV検査」 21

その2 HIV感染症，診断のコツ ―――――――――― 23
1. 総合診療の視点から 23　　　　　　　　　　　　　　[赤石 雄]
- リアル1：総合診療科における症例50 24
- リアル2：急性期，無症候期，AIDS期を意識する 24
- リアル3：MSMか，否か，それが結構重要！ 29
- リアル4：STDを見つけたら「HIV感染症」を考慮せよ 33

2. 皮膚科の視点から 37　　　　　　　　　　　　　　[斎藤万寿吉]
- リアル1：小さな違和感を放置しない 38
- リアル2：迷ったときは手・足・口の診察を 45
- リアル3：単一の皮膚疾患でHIV/AIDSは診断できない 46
- リアル4：STDの合併 or 既往歴があったら… 47

🎗 その3　各症例から見つけるHIV ──────────── 51

1. 血球減少　51　　　　　　　　　　　　　　　　　　　［備後真登］
リアル1：リンパ球減少を見逃すな！　51
リアル2：原因不明の正球性貧血は，進行期HIV感染症のサイン　53
リアル3：HIVが「ITP」の原因になることがある　55

2-1. 消化器症状　59　　　　　　　　　　　　　　　［近澤悠志・清田育男］
リアル1：嚥下時に「違和感」があれば，即「上部消化管内視鏡検査」を　59
リアル2：腹痛，下痢，発熱の際は「糞便検査」「下部消化管内視鏡検査」も含め，原因検索を徹底する　62
リアル3：術後経過の安定しない急性虫垂炎症例では，早めにHIV感染症を想起せよ　64

2-2. 肝　炎　67　　　　　　　　　　　　　　　　　　　［萩原　剛］
リアル1：B型肝炎を見たら，HIVのチェックをするべし！　67
リアル2：B型肝炎合併HIV感染者のARTレジメンに注意！　70
リアル3：MSMでのHCV感染が増加！　71

3. 呼吸器症状　74　　　　　　　　　　　　　　　　　　　［村松　崇］
リアル1：PCP，結核（抗酸菌）に注意しよう　77
リアル2：非HIV疾患で頻度の高い疾患も忘れない（細菌性肺炎など）　80
リアル3：非感染性疾患も含めて適切な診断を行おう　82
リアル4：診断は1つだけとは限らない，複数の病態が合併する可能性も考えよう　84

🎗 その4　日和見感染症のプライマリケア的マネジメント ─────── 86

1. PCP（ニューモシスチス肺炎）　86　　　　　　　　　　　　［横田和久］
リアル1：まずは「HIVの可能性」を常に想起するべし　86
リアル2：「呼吸音や胸部レントゲンに異常なし」で，PCPを否定しない　87
リアル3：診断は気管支鏡が理想．β-Dグルカンなども参考に　90
リアル4：治療ではステロイドの使用も考慮すべし　91
リアル5：PCPの治療経過中の呼吸苦・胸痛に注意するべし　93
リアル6：CD4は低値である！　日和見感染症の予防と眼底のチェックを行うべし　94

2. サイトメガロウイルス感染症・カポジ肉腫　97　　　　　　　　［村中清春］
　リアル1：高度の免疫抑制患者では1つの微生物，1つの感染臓器を診て安心しない　97
　リアル2：カポジ肉腫を診断したら「CD4 数は 200/μL 以下」　101
　リアル3：専門施設に相談すべきカポジ肉腫を見極める　102
　リアル4：CMV 感染症では障害臓器を探す　105
　リアル5：CMV 感染症を診断したら「CD4 数は 50/μL 以下」　109
　リアル6：「CD4 ＜ 50/μL」では CMV 網膜炎をチェックする　109

3. 神経症状をともなう AIDS 症例　114　　　　　　　　［一木昭人］
　リアル1：AIDS 発症例では中枢神経疾患の合併の可能性を考えよう　116
　リアル2：AIDS 発症＋神経症状では積極的に画像検査と腰椎穿刺を！　116
　リアル3：脳腫瘍性病変ではトキソプラズマ脳炎・悪性リンパ腫をチェック　117
　リアル4：白質病変では CMV 脳炎・HIV 脳症・PML をチェック　119
　リアル5：免疫再構築症候群（IRIS）に注意しよう　122

その5　HIV 感染症の告知方法　124　　　　　　　　［上久保淑子・天野景裕］
　リアル1：スクリーニング検査のみ「陽性」では「確定診断」にはならない　124
　リアル2：HIV には有効な治療法があることを伝える　129
　リアル3：治療費の社会的補助があることを伝える　129

その6　HIV をめぐるコメディカルの関わり方　133
1. 看護師　133　　　　　　　　［佐藤知恵］
　リアル1：初診時の関わりの良否がその後の関係を決める　133
　リアル2：業界用語を自然に使いこなせ　137
　リアル3：「聞きにくいこと」「言いにくいこと」は問診票で聞いておく　137
　リアル4：節目節目の看護は永遠に続く（終わりはない）　138
　リアル5：転院時の紹介状が，看護師間の情報が重要となる場合もある　139
2. 薬剤師　142　　　　　　　　［関根祐介］
　リアル1：アドヒアランスは初めが大事　142
　リアル2：服薬カウンセリングでレジメン選択　144
　リアル3：抗 HIV 薬といえば相互作用　145

3. MSW　149　　　　　　　　　　　　　　　　　　　　　　　　　　　　［藤平輝明］
　リアル1：MSWは「生活者の視点」で関わる人　149
　リアル2：在宅医療の準備の鍵は多職種連携カンファレンスだ　150
　リアル3：利用できる介護施設を開拓するには出前研修だ　151
　リアル4：就労支援は多様化している．まずは相談を　152

🎗 その7　HIV感染者の針刺し事故への対応 ──────── 154　［尾形享一］
　リアル1：HIVの針刺し事故による感染リスクは約0.3％　154
　リアル2：予防内服は可及的速やかに（できれば2時間以内）　155
　リアル3：予防内服の第一推奨は「ツルバダ®＋アイセントレス®」　157
　リアル4：特殊なケースは専門家に相談　159

🎗 その8　ARTの考え方 ────────── 163　［四本美保子・山元泰之］
　リアル1：どんなにいい薬も飲まなければ効かない　174
　リアル2：B型肝炎合併にご注意　177
　リアル3：その併用薬，大丈夫ですか？　177
　リアル4：副作用は短期と長期に分けて考えよう　179

　　　クリニックレポート　診療所におけるHIV診療　189　［山中　晃］

🎗 その9　HIV治療開始後の長期合併症対策 ──────── 190　［村松　崇］
　リアル1：HIV感染症は慢性炎症性疾患，長期合併症の管理が重要　190
　リアル2：長期合併症を予防するためにもHIVの良好なコントロールが大切　192
　リアル3：古典的な危険因子も重要．禁煙も含め生活習慣の指導を積極的に
　　　　　　行おう　192
　リアル4：薬剤の副作用は未解明なことが多い，常に新しい話題を知るよう
　　　　　　にしよう　194

🎗 その10　症例検討会 real pearl workshop ─────────── 202
　　　　　　　　　　　　　　　　　　　　　　　［青木　眞・赤石　雄・大谷眞智子］
症例検討会①　202
症例検討会②　221

その1

序　論
1. HIV の概念

> **HIV 診療の Real Pearl**
> - リアル1：HIV の感染経路は血液と粘膜
> - リアル2：HIV の増殖過程は治療薬の理解に役立つ
> - リアル3：HIV の臨床像の自然経過を知ることが診断の手がかりに
> - リアル4：CD4 数の低下具合でかかりやすい日和見感染症がある

リアル1：HIV の感染経路は血液と粘膜

　HIV [Human immunodeficiency virus, ヒト免疫不全ウイルス] は血液もしくは粘膜を介して **CD4 陽性 T 細胞** [CD4-positive T-lymphocyte] に感染します．具体的には，① SEX や ② 危険ドラッグ等の薬物器具のシェア，③ 垂直感染，④ 輸血，⑤ 職業曝露です．日常生活レベルの接触では，感染はまず起こりそうにありません．また他人への感染源となりうる体液は「血液，精液，膣分泌物，母乳」であり，「涙，唾液，汗，尿，便では感染しない」といわれています．医療従事中に感染したという報告はありますが[1]，「血液が混じっていたのではないか？」ということが推測されています．昔，

バケツいっぱいの唾液を飲まないと感染しない

といわれていましたが，その根拠となる文献を筆者はいまだ見つけることができません．

1 SEX

　同じセクシャルな接触でもその行為により感染リスクは異なります（表1）．感染源の体液などに含まれるウイルス量や，感染する側の組織構成の違いがリスクに関係しているようです．例えば，膣の粘膜に比べて直腸の粘膜は層が薄く傷がつきやすいようです．それに加えて，ほかの性病の存在，急性期や進行期などの高ウイルス量状態はリスクを増加させ，コンドームの使用や包皮切除はリスクを減少させます．このような知識がよりリスクを少なくする方向に性行動を変容させるのかどうかは，実際のところよくわかりません．なぜなら今まで啓発活動では，患者数の増加を止めることはできなかったからです．それでもリスクを減らす知識を知っておくことは重要と考えます．

2 覚醒剤等の薬物器具のシェア

　血液のついた器具を再度血管内に直接入れたり，（針先が正しく血管に入っているかを確かめるために）血液の逆流を確かめてから薬物を注入するため，薬物器具のシェアは感染率を高めます．一方，薬物の使用自体がさまざまなリスク行為に対する閾値を下げることになります．こういった注射器具の交換プログラムを行うことは，当初薬物の乱用を助長しかねないため，かなり問題視されましたが，さまざまな社会および予防プログラムと組み合わせることで，HIVの感染率がかなり下がったとのことです[2]．

表1　性行為別によるHIV感染リスク

曝露の型	10,000曝露あたりのリスク
肛門性交の肛門側	138
肛門性交の陰茎側	11
膣性交の膣側	8
膣性交の陰茎側	4
口腔性交の口側	低い
口腔性交の性器側	低い

3 垂直感染

感染するタイミングとしては，①胎内にいるとき，②出産時，③母乳栄養時の3つが考えられますが，多くは②といわれています．以前より「HIV感染者の出産は帝王切開が基本」といわれていましたが，ウイルスがよくコントロールされていて合併症のない症例では，帝王切開術が経腟分娩に対して優位性を示すエビデンスは今のところなく，ヨーロッパや米国のガイドラインでは一定の条件下で経腟分娩の選択も有りとなっています．しかし日本では，経験数や経験施設が限られることにより選択的帝王切開術が行われていることがほとんどだと思われます．

4 輸血

輸血による感染は10,000曝露あたり9,250とかなり高率に感染します[3]．日本では1986年にHIV抗体の検査が始まり，1999年には**核酸増幅検査[nucleic acid amplification testing；NAT]**というウイルスの核酸を直接増やす検査が始まりました．当初は500人分の献血血液を1つにまとめて検査していましたが，この方法では，その中の陽性検体のウイルス量は500分の1に薄まってしまい見落としにつながるため，2000年から50人分をまとめて行うことで感度の向上を目指しました．

しかし，2003年までに輸血による感染例は4例ありましたが，2004年に20人分プール（20NAT）にして以降は報告がなくなっていたのですが，2013年にまた感染事例が報告されました．20NATでは検出できなかったため，感染源となった血液のみで再検査したところ，3種類のNATの検査のうち1つだけが陽性になり，ウイルスにNATを難しくする変異も見られないことから，ウイルス量はかなり少なく感染のごく初期の血液であることが推定されました（ウインドウピリオド）．これを受けて，2014年8月から日本赤十字社は（20本プールではなく）個別検体でのNATを開始しましたが，ウイルス量が極めて少ない検体はそれでもすり抜ける可能性があり，**検査に引っかからない期間であるウインドウピリオドの存在が残ることは知っておくべきです**．

5 職業曝露

医療関係者のいわゆる「針刺し」などの侵襲的な曝露で感染するリスクは0.3％，粘膜曝露の場合は0.09％といわれており，B型肝炎やC型肝炎と比べると感染

率は低いのですが，抗HIV薬の早期の内服が感染防止に有効です．以前は曝露源のウイルス量や血液の量に応じて，予防内服の薬剤数などレジメンが異なっていましたが，現在では，**内服の適応の際はすべて3剤のレジメン**[4]となっています．しかし現在行われている予防内服におけるレジメンによる明確なエビデンスはありません．ランダム化比較試験（RCT）においても，職業曝露の感染リスクはもともと低く，薬剤ごとの差異が出づらいことが知られており，加えて予防投与をしないという選択は倫理的に難しいため，新しい抗HIV薬の予防内服のエビデンスは当分出ないと推測されます．また，現在の抗HIV薬は副作用が少なく，薬の錠数も減って飲みやすく，ウイルスの抑制効果の高い3剤のレジメンが推奨されています．詳しい説明はその7をご参照ください．

リアル2：HIVの増殖過程は治療薬の理解に役立つ

　HIVはウイルスなので，ほかの細胞の工場を宿主として借りないと増殖することができません（図1）．CD4という糖タンパクを細胞表面にもつTリンパ球に，HIVの表面から突き出るgp120が結合することによって，ウイルスエンベロープの糖タンパクgp41が変形し，ウイルスとリンパ球に融合してウイルスの情報がリンパ球に流入して（侵入）いきます．この際にCXCR4あるいはCCR5というコレセプターがウイルスの吸着および侵入を助ける役割を果たします．細胞質内に入ったのはウイルスのRNAなので，逆転写酵素（reverse transcriptase）の存在のもとでプロウイルスDNAに逆転写され，細胞の核内のDNAに組み込むべく取り込まれます．このとき必要なのが**インテグラーゼ**と呼ばれる酵素です．組み込まれたDNAから核内で転写されたウイルスRNAが翻訳されウイルスタンパクを合成し，ウイルスのRNAとともに粒子を形成して細胞外へ放出されて成熟していきますが，この成熟にひと役買っているのが**プロテアーゼ**です．
　HIVの治療薬は以上の過程のどこかを阻害するわけです．ところで，HIVの治療薬はウイルスの血中濃度を感度未満にすることができますが，止めるとそのうちまた検出されるようになります．なぜ体内から完全に消し去ることができないのでしょうか？　じつはCD4の中には，プロバイラルDNAを核内に取り込ませないでそのまま保持しておき，ウイルスを生産せず長い間保有するものがあるからです．

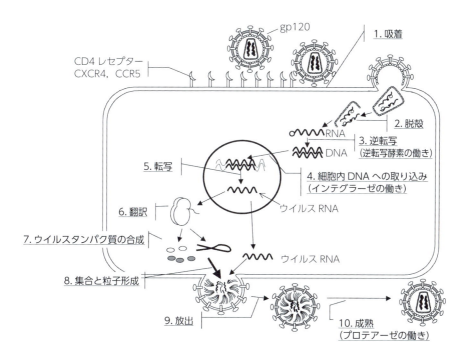

図1　HIVウイルスの増殖過程

🎗 リアル3：HIVの臨床像の自然経過を知ることが診断の手がかりに

　自然経過におけるCD4数とウイルス量の関係を図2にまとめました．膣や直腸を介して感染した感染細胞は，局所のリンパ節からその後数日以内に，体内でもっと大きい免疫臓器である消化管関連リンパ組織などの消化管のリンパ網内系にて感染および複製が始まり，このウイルスが血流にひろまる頃になると，はじめて血液検査でウイルスが検出できるようになります．**ウイルスは急激に増加し，10の6〜7乗コピー/mLになることも珍しくありません．それにともない感染したCD4のアポトーシスと，サイトカインによる破壊によってCD4数は急激に減少します．**

　この感染から2〜6週頃に発熱，皮疹などの**急性レトロウイルス症候群**［acute

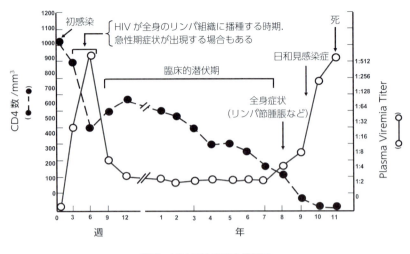

図2　HIV感染症の自然経過

retroviral syndrome；ARS］と呼ばれる症状が出現しますが，ウイルス感染症としては非特異的であるため，疑わなければHIV感染症を診断することはできません．しかしこの時期はウイルス量も極めて多く，**感染リスクも高いため，この時期に診断することは新たな感染を防ぐうえでも重要**になります．どのような状況で疑えばよいのかは，その2をご参照ください．

　急性期が過ぎ，HIVの中和抗体を認めるようになると，CD4数とウイルス量はある程度のところに落ち着きます．臨床的に症状のない時期が数年続きますが，CDC（Centers for Disease Control and Prevention，米国疾病管理予防センター）の分類でいうところのカテゴリーBに当たる症候（表2）を認め，それが診断に結びつくことがあります．特に**口腔カンジダ症［oral candidiasis］**や繰り返す**帯状疱疹［herpes zoster］**をきっかけにHIVを診断されるケースをしばしば経験します．

　そうこうしているうちにCD4数は徐々に低下し，概ね「CD4数 200/μL」を割るようになると，いわゆる**AIDS指標疾患**を発症し，治療をしなければ命取りになるわけですが，この時期に来るまでの中央値が8〜10年といわれています．

表2 CDC の分類におけるカテゴリー B に当たる症候

血管性細菌腫症
口腔カンジダ症
難治性／再発性の外陰部・膣カンジダ症
骨盤内炎症性疾患（PID）
子宮頸部異形成（中等度から高度異型）／子宮頸部上皮内がん
口腔毛状白板症
繰り返す帯状疱疹
特発性血小板減少症
1 カ月以上持続する発熱（> 38.5℃）や慢性下痢などの全身症状
末梢性神経障害

リアル 4：CD4 数の低下具合でかかりやすい日和見感染症がある

　日和見感染症を発症して HIV と診断された場合，症状に応じてさらなる日和見感染症の検索を進めますが，確定診断が容易ではなく，原因も 1 つとは限りません．また確定診断がつかめないまま症状が悪化してしまい，治療を開始せざるを得ないケースもあります．**CD4 数によって，発症しやすい日和見感染症の傾向があるので**，治療や検査の優先順位などで参考にすることができます（図 3）．また，現在日和見感染症に感染していなくてもその予防を行うための目安になります．

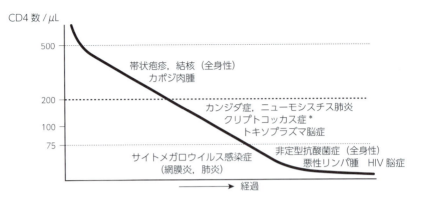

図3 CD4陽性リンパ球数の減少と日和見感染症

コラム塾 1　CD4陽性細胞数だけがHIV感染症の免疫状態の指標か？

　臨床症状とCD4陽性細胞数（CD4数）はパラレルであることが多いですが，まれにそんなに下がっていないのにAIDS指標疾患を発症することがあります．もともとCD4数は検査でのバラツキが激しく，また季節性変化や日内変動，そのときの健康状況などにも左右されますが，このような変化は白血球の末梢循環と骨髄や脾臓，リンパ節などの分布の変動が影響しているのではないかといわれています．CDCの分類でいうところのC1のカテゴリーのような状況も，まれには経験します（表3）．この理由はよくわかっていませんが，もともとCD4数の基準範囲は500～1,400と幅ひろく，数だけでは計れない機能的な問題があるのかもしれません．

表3　CDCのカテゴリー分類（1993年改訂）

CD4数カテゴリー (最低値)	臨床カテゴリー		
	A 無症候，急性HIV感染症 持続性全身性リンパ節腫大	B HIV感染に関連する臨床症状 （AあるいはCに該当しない）	C AIDS指標疾患
1：500/μL以上	A1	B1	C1
2：200～499/μL	A2	B2	C2
3：200/μL未満	A3	B3	C3

カテゴリーA3，B3，C1～C3をAIDS発症と定義

---

* 正式な表記はクリプトコックスだが，本書では一般的に使用されているクリプトコッカスと記載します．

序論，HIV の概念を伝授します

 感染経路を知ることで，HIV への正しい理解と対策の足掛かりとなる

 HIV 治療薬の仕組みを理解することで，頭の整理に役立てる

 HIV の自然経過を知ることが，診断には重要である

 CD4 数がわかれば，日和見感染症の治療・予防の参考になる

●文献
1) Henderson DK, et al: Risk for Occupational Transmission of Human Immunodeficiency Virus Type 1 (HIV-1) Associated with Clinical Exposures: A Prospective Evaluation . Ann Intern Med 1990, 113:740-746.
2) Aspinall EJ, Nambiar D, Goldberg DJ, Hickman M, Weir A, Van Velzen E, et al: Are needle and syringe programmes associated with a reduction in HIV transmission among people who inject drugs: a systematic review and meta-analysis. Int J Epidemiol. 2014 Feb;43(1):235-48.
3) Patel P, et al: Estimating per-act HIV transmission risk: a systematic review. AIDS. 2014 Jun 19;28(10):1509-19
4) Kuhar DT, et al: Updated US Public Health Service guidelines for the management of occupational exposures to human immunodeficiency virus and recommendations for postexposure prophylaxis.Infect Control Hosp Epidemiol 2013;34(9):875-92.

その1

序 論
2. HIV の疫学

HIV 診療の Real Pearl
- リアル1：世界の新規感染者数は減っている
- リアル2：日本の新規感染者数はここ2〜3年は横ばいであるが…
- リアル3：HIV-2の感染者は少ないが，効かない抗HIV薬があるので注意！

リアル1：世界の新規感染者数は減っている

　全世界では，2014年は2000年に比べ，新規HIV感染者は35％減少しました．2010年に比べて抗HIV療法（ART）に関わるHIV感染者数は84％と増加していますが[1]，新規感染者数に介入できる医学的要素としては「世の中に出回るウイルス量を減らすことだ」といわれています．早めに治療を開始すること，母子感染予防やHIV陽性と陰性のカップルへのアプローチ，予防投与などがその方策と考えられます．

リアル2：日本の新規 HIV 感染者数はここ2〜3年は横ばいであるが…

　2015年12月現在で，エイズ動向委員会に届けられた**日本国内のHIV感染者累計数は25,000人を超え**増加傾向は続いているものの，新規HIV感染者報告件数（AIDS患者含む）は年間1,500人前後とここ数年横ばいです[2]．ほとんどが性交渉由来であり，**男性間性交渉**による感染者が最も多くなっています（表1）．

表1 2015年12月27日現在のHIV感染者及びAIDS患者の国籍別,性別,感染経路別報告数の累計(感染症法に基づくHIV感染者・AIDS患者情報)[文献3]より]

診断区分	感染経路	日本国籍			外国国籍			合計		
		男	女	計	男	女	計	男	女	計
HIV感染者	合計	13,989	912	14,901	1,522	1,425	2,947	15,511	2,337	17,848
	異性間の性的接触	2,785	747	3,532	421	836	1,257	3,206	1,583	4,789
	同性間の性的接触[*1]	9,731	4	9,735	602	1	603	10,333	5	10,338
	静注薬物使用	40	2	42	27	3	30	67	5	72
	母子感染	18	9	27	5	8	13	23	17	40
	その他[*2]	277	38	315	56	27	83	333	65	398
	不明	1,138	112	1,250	411	550	961	1,549	662	2,211
AIDS患者	合計[*3]	6,440	359	6,799	863	394	1,257	7,303	753	8,056
	異性間の性的接触	2,067	237	2,304	295	218	513	2,362	455	2,817
	同性間の性的接触[*1]	3,047	3	3,050	153	2	155	3,200	5	3,205
	静注薬物使用	28	3	31	26	3	29	54	6	60
	母子感染	9	3	12	1	5	6	10	8	18
	その他[*2]	162	22	184	27	15	42	189	37	226
	不明	1,127	91	1,218	361	151	512	1,488	242	1,730
HIV感染者＋AIDS患者　合計		20,429	1,271	21,700	2,385	1,819	4,204	22,814	3,090	25,904
凝固因子製剤による感染者[*4]		1,421	18	1,439	—	—	—	1,421	18	1,439

[*1] 両性間性的接触を含む
[*2] 輸血などにともなう感染例や推定される感染経路が複数ある例を含む
[*3] 1999年3月31日までの病状変化によるAIDS患者報告数154件を含む
[*4] 「血液凝固異常症全国調査」による2014年5月31日現在の凝固因子製剤による感染者数

原因として**肛門性交**の感染効率の高さに由来するものが大きいです.新規HIV感染者数が横ばいで増加していないのは喜ぶべきことですが,減少に転じさせる努力が必要です.近年,**女性の梅毒が急増しており,それにともないHIV感染者数が再び増大する可能性がある**(予防のない性交渉が活発であることが示唆される)ため,引き続き感染予防を啓発していく必要はあると思います.一方ARTにより,生存率が改善し高齢のHIV感染者が増える傾向にあります.つまり,HIV患者に対しては,「死に至らない疾患」としてのプライマリケア的アプローチが必要となってきています.

リアル3：HIV-2 の感染者は少ないが，効かない抗 HIV 薬があるので注意！

　HIV-2 は 1986 年に西アフリカで初めて同定されました．HIV-1 と同じような免疫低下を起こしますが，ウイルス量は少なめで病気の進行は緩徐だといわれています．その流行は西アフリカ地域およびその地域の人々と接触のあった人が中心で，ニューヨークで 2000 年から 2008 年にかけて感染した人数は HIV 感染者全体の 0.15％に過ぎず[4]，2010 年 10 月現在，本邦では日本人の HIV-2 感染者は西アフリカで手術を受けた 1 例，西アフリカの男性と性交渉のあった日本人女性 2 例のほかは，アフリカ人男性など 10 数例以下と推測されています．**治療薬において非核酸系逆転写酵素阻害薬（NNRTI）は，HIV-1 との構造の違いから自然耐性のため効果がないことを覚えておくとよいでしょう．**

序論，HIV の疫学を伝授します

1. 世界の新規 HIV 感染者数は減っている
2. 日本の新規 HIV 感染者の増加は頭打ちとなっている
3. HIV-2 は西アフリカ地域がメインの流行にとどまっている

●文献
1) http://www.unaids.org/sites/default/files/media_asset/20150901_FactSheet_2015_en.pdf
2) http://api-net.jfap.or.jp/status/2016/1602/20160229_sanko.pdf.
3) http://api-net.jfap.or.jp/status/2016/1602/20160229_hyo_02.pdf.
4) Omobolaji T. Campbell-Yesufu, et al: Update on Human Immunodeficiency Virus (HIV)-2 Infection.Clin Infect Dis. 2011 Mar 15; 52(6): 780–787.
5) Kaslow RA, Carrington M, Apple R, et al:Influence of combinations of human major histocompatibility complex genes on the course of HIV-1 infection. Nat Med. 1996;2:405–11.

コラム塾 2　HIVのグループ，サブタイプは臨床ではそれほど気にしなくてよい

　HIVはその遺伝子型から**チンパンジーもしくはゴリラ由来のHIV-1**と，スーティーマンガベイと呼ばれる**オナガザル科のサル由来のHIV-2**に分かれ，さらにHIV-1の中でもグループMに属するものが世界的な流行の主流な遺伝子型です．

　世界の地域によって流行しているウイルスが異なることからHIVがどのように伝播していったかをつかむことができます．

グループやサブタイプの違いが臨床像にどう影響してくるのでしょうか？　HLA [human leukocyte antigen，ヒト白血球抗原]のタイプによっては，サブタイプCは免疫低下の進行が遅い[5]とか，あるいはHIVの血清学的検査に影響する可能性などの報告はありますが，実臨床では今のところそれほど気にしなくてよさそうです．

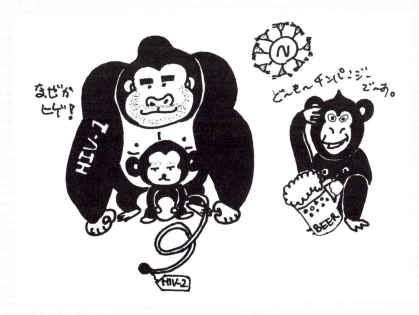

その1 序論
3. HIV の検査・診断

> **HIV 診療の Real Pearl**
> - リアル1：検査を勧めるべき人とは「感染する可能性のある人」と「それなりの症状がある人」
> - リアル2：「HIV を診断するための検査」を知ろう
> - リアル3：HIV の経過観察には CD4 数とウイルス量と etc
> - リアル4：後につなげてこそ「HIV 検査」

リアル1：検査を勧めるべき人とは「感染する可能性のある人」と「それなりの症状がある人」

　HIV を早期に診断することで，「早くから治療を開始し，免疫力の低下を防ぐ」ことと，「新たな感染を阻止できる」ことから，HIV 検査の機会を増やしていくことが求められています．ヨーロッパや米国，日本，いずれもが昔の治療開始基準よりも CD4 数が減ってから診断されている症例が少なくないという現実もありました．

　感染率の高い米国では 2006 年以降，15〜65 歳の医療機関を受診した患者に "opt-out" 検査といって，感染リスクを問わずすべての受診者に検査を勧め，希望しないときのみ署名をもらうという方式をとることが推奨されています[1]．

　さて，日本ではどうでしょうか？　例えば，2015 年の献血時の検査における 10 万件あたりの陽性件数は約 1 件でした[2]．米国では感染者が 1,000 人に 1 人未満であれば，opt-out による検査は勧めないという但し書きがついていました．

もう少し強く検査を勧めるべき集団の質について考えてもよさそうです．
　その1-1で前述したように「どのようなルートで感染するのか？」がわかっていれば

- **1** それらしき症状がある
- **2** HIVに曝露した機会があった
- **3** 薬物歴がある（注射器具使用の）
- **4** 妊娠した女性
- **5** 献血する人，輸血を受けた人

には検査を勧められそうですね．

リアル2：「HIVを診断するための検査」を知ろう

　HIVの検査についてフローチャートにまとめます（図1）．HIVの診断は血清学的スクリーニング検査のあとに確認検査を行い，診断が確定します．

✓ スクリーニング検査

　スクリーニング検査は **ELISA [enzyme-linked immunosorbent assay]** 法で行われていることが多いですが，HIV-1，HIV-2およびすべてのサブタイプのHIVを検出することができます．スクリーニングであるがゆえに「感度」が高いことが重要ですが，それでも「偽陰性」になる一番の理由は**ウインドウピリオド**です．
　HIVの特異抗体が陽性になるのは概ね3週ぐらいからであり，12週以内に陽性となるのが95％，ほとんどは6カ月以内に陽性になります．このように感染したのち，検査にて抗体が陽性となるまでの期間をウインドウピリオドと呼びます．例えば，その1-1のリアル3のように，急性期症状は感染して2週くらいから出現するため，ウインドウピリオドとなる可能性が十分にあります．現在の

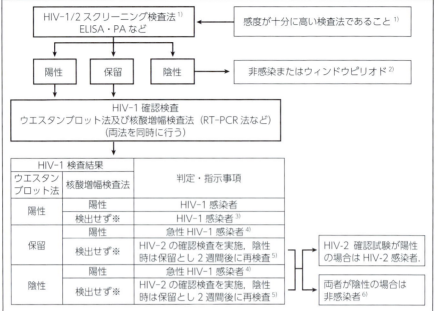

1. 明らかな感染のリスクがある場合や急性感染を疑う症状がある場合は抗原・抗体同時検査法によるスクリーニング検査に加え HIV-1 核酸増幅検査法による検査も考慮する必要がある．（ただし，現時点では保険適応がない．）
2. 急性感染を疑って検査し，HIV-1/2 スクリーニング検査とウエスタンブロット法が陰性または保留であり，しかも，HIV-1 核酸増幅検査法（RT-PCR 法）が陽性であった場合は，HIV-1 の急性感染と診断できるが，後日，HIV-1/2 スクリーニング検査とウエスタンブロット法にて陽性を確認する．
3. HIV-1 感染者とするが，HIV-1 核酸増幅検査法（RT-PCR：リアルタイム PCR 法または従来法の通常感度法）で「検出せず※」の場合（従来法で実施した場合は，リアルタイム PCR 法または従来法の高感度法における再確認を推奨）は HIV-2 ウエスタンブロット法を実施し，陽性であれば HIV-2 の感染者であることが否定できない（交差反応が認められるため）．このような症例に遭遇した場合は，専門医，専門機関に相談することを推奨する．
4. 後日，適切な時期にウエスタンブロット法で陽性を確認する．
5. 2 週間後の再検査において，スクリーニング検査が陰性であるか，HIV-1/2 の確認検査が陰性／保留であれば，初回のスクリーニング検査は偽陽性であり，「非感染（感染はない）」と判定する．
6. 感染のリスクがある場合や急性感染を疑う症状がある場合は保留として再検査が必要である．また，同様な症状をきたす他の原因も平行して検索する必要がある．

注 1：妊婦健診，術前検査等の場合にはスクリーニング検査陽性例の多くが偽陽性反応によるため，その結果説明には注意が必要．
注 2：母子感染の診断は，移行抗体が存在するため抗体検査は有用でなく，児の血液中の HIV-1 抗原，または HIV-1 核酸増幅検査法により確認する必要がある．

図 1　診療における HIV-1/2 感染症診断のためのフローチャート［文献 3）日本エイズ学会誌：診療における HIV-1/2 感染症の診断　ガイドライン　2008（日本エイズ学会・日本臨床検査医学会標準推奨法）．2009 Vol.11 No. 1：70-72 より］

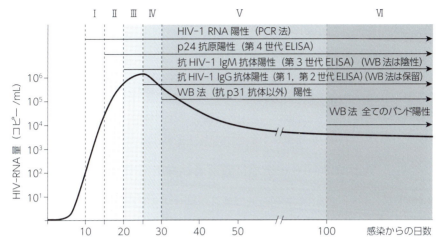

図2 HIVのウイルスマーカーとFiebigのステージ分類［文献4）より一部改変］

　第4世代と呼ばれるスクリーニング検査は少しでもウインドウピリオドを短くするために，p24というHIVの抗原も検出できるようになっています．p24抗原は感染してから2～3週程度で検出されるため，感染初期の感度を上げることができるのです．「各検査がいつ頃陽性になるのか？」は（図2）をご覧ください．

　そのほか，「どのようなときに偽陽性となるのでしょうか？」よく遭遇するケースとして考えられるのは妊婦さんではないかと思われます．これは母集団の検査数は多いのですが，日本では妊婦さんの有病率は低いからです．また，「インフルエンザワクチンのあとにも偽陽性になりやすい」といわれています．これはエンベロープタンパクの相同性が原因と推測されています[5]．

> **HIV診療こぼれ話1　迅速検査**
>
> 　HIV検査が15～30分程度で結果が出て，大掛かりな検査機器もいらないことから，診療所，保健所や検査イベントと呼ばれる啓発活動などに使われることが多いです．検査への敷居を下げることで，陽性の方を拾い上げられることには意義があります．米国では，血液ではなく口腔内のぬぐい液で検査ができるキットがFDA（米国食品医薬品局）に認可されており，さらに検査が受けやすいと考えられます（但し，一部の抗体のみ検査可能な検査です）．
> 　また，未検査妊婦の突然の出産や針刺し等の医療曝露など，急いで結果が必要なときもよい適応だと思いますが，平行して通常の検査も行っておくべきであると考えます．

✅ 確認検査

　さて，スクリーニングが陽性となった場合，今度は確認検査を行いますが，「感度」よりも「正確性」が求められます．今の日本のゴールデンスタンダードは**ウエスタンブロット法［Western blotting；WB法］**と呼ばれる HIV そのもののパーツ別に抗体に対する抗体を検出する検査です．余談ですが，検査会社では WB 法の項目に「HIV 抗体検査」と書いてあります．

WB 法は HIV の抗原に対する抗体を見つける検査

です．HIV のパーツの中に，構造的にエンベロープタンパク（env），ポリメラーゼタンパク（pol），コアタンパク（gag）というタンパク質があります（表 1，図 3）．これらに対する抗体が少なくとも複数検出されることが陽性の条件ですが，「何をもって陽性とするか？」はガイドラインでも統一されていません．例えば，WHO の基準では少なくとも 2 つの env と gag（または pol）が少なくとも 1 つ以上検出されることが条件ですが，CDC（米国疾病管理予防センター）や FDA などの基準では違っています．

　また HIV-1 か，HIV-2 かを判断するために WB 法には HIV-1 と HIV-2 の 2 種類がありますが，両ウイルスが互いに類似しており，交差反応が出やすいため，結果の解釈が難しいことがあります．感染から時間が経っていれば，ほぼすべてどちらかが検出されるのであまり迷うことはありませんが，急性期感染のときが一番判断に迷います．WB 法で陽性となるには概ね感染から 30 日程度必要ですが，先に述べたように p24 抗原は感染してから 2〜3 週で陽性となるため，急性感染期ではスクリーニングが陽性で WB 法が判定保留（検出されるが，陽性の基準を満たさない）というケースが出てきます．

　そのような症例では，次に説明する **HIV-1 PCR 法**を行うことが適切です．HIV-1 PCR 法とは，核酸増幅検査の 1 つで，検体中の HIV-1 の RNA を高感度で検出することができます．ウイルスの核酸に合わせて設計されたプライマーを用いて，ウイルスの核酸を増幅していきます．つまり血中に少量でも HIV-1 の RNA が出てくれば，検査で見つけることができるわけです．但し，PCR 法には偽陽性のリスクがあるため，WB 法による最終確認が求められています．

表1 HIV-1の中に含まれるタンパク（env, pol, gag）

エンベロープタンパク	gp160 gp120 gp41
ポリメラーゼタンパク	p66 p51 p32
コアタンパク	p55 p24 p17

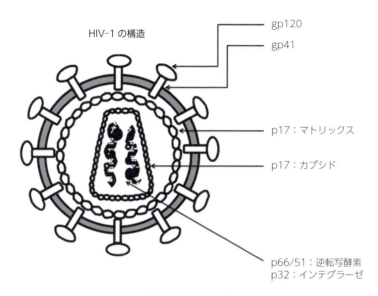

図3　HIV-1の構造

　PCR法は感染から検出できるようになるまでの期間が短く，早ければ10日すぎには検出できるようになります．急性レトロウイルス感染症様の症状があってウインドウピリオドが疑われる際は，このPCR検査を行います．ところで，PCR法は商業的にはHIV-1の試薬しかないため，スクリーニングが陽性でPCR法で検出されない場合はHIV-2の感染を考慮に入れて，HIV-2のWB法などの確認検査を行う必要があります．

　ちなみに，このPCR法ですら検出できない時期は**エクリプス・ステージ**と呼ばれ，消化管網内系でHIV増殖を始めて血中に溢れてくるまでの期間といわれています．

コラム塾 3 PCR 法も万能ではない

たまに PCR 法が万能のように思っている人を見かけますが，HIV が PCR 法でうまく検出されないケースもあります．HIV は遺伝子多型が多いのですが，もしプライマーの結合する部分が変異していると，PCR がうまくできないため検出されなくなってしまうからです．

東京医科大学病院臨床検査医学科でも，実際にそのような症例を経験しています．そのようなときは，CD4 数やほかの抗体の検査を繰り返しつつ，免疫低下の臨床症状などを追いながら慎重に経過を見ていく必要があります．といっても，そのようなケースはごくまれなのですが….

リアル 3：HIV の経過観察には CD4 数とウイルス量と etc

　HIV/AIDS は免役不全が病気の主体ですから，免疫機能としての CD4 数は「病気がどれだけ進んでいるのか？」を知るために重要です．そして治療を開始すると，こんどは治療の効果判定として **HIV-1 RNA の定量**が重要になります．この数値を検出感度未満に保つことが，当面の治療目標になります．DHHS（Department of Health and Human Services，米国保健福祉省）のガイドラインでは，HIV-1 RNA が 200 コピー /mL 未満を維持できないことを

ウイルス学的治療失敗

と定義していますが，**治療開始後 24 週経ってから 2 回 200 コピー /mL 以上を検出した場合は**，「ウイルスの治療への反応が不十分」として注意を払う必要があります．感度未満だったにも関わらず，低い値でウイルスが検出され，その後にまた感度未満にすぐ戻る「blip」という現象がしばしば経験されますが，blip の見極めのために注意深く経過を追う必要があります．どんどんウイルス量が増えてくれば，患者さんが「薬剤を自己中断していないか？」を確認する必要はありますが，ウイルスに対して薬剤耐性をもった可能性を考慮し，耐性検査を提出して，薬剤変更を検討します．

　そのほかやっておくべき検査はたくさんありますが，日和見感染症の検索以外に，特にその他の性感染症の合併はないか，薬剤の副作用（その 8）や長期合併症（その 9）のフォローのための一般的な検査は重要です．詳しくは該当章をご覧ください．

コラム塾 4　CD4 数がいつまでたっても増えないけど，どうしよう？

　なんとか抗レトロウイルス療法（ART）を始めて，ウイルスは感度未満になったのに，半年経っても 1 年経っても CD4 数が二桁台をウロウロしたままで「ちっとも増えてこない」．この患者さんは「本当にこのままで大丈夫なのか？」「病気にならないのか？」と心配になるし，こちらも外来で「やきもきしてしまう」，そんな症例をたまに経験します．

　結論からいうと，**ウイルスが最初の 6 カ月以内にきちんとコントロールされていれば，AIDS を発症するリスクは非常に少ないです**．このようなことは 6 カ月以内に AIDS を発症していた場合に起こりやすいようです[6]．

　「だから大丈夫ですよ」と患者さんにお伝えすればよいのですが，日和見感染症の予防薬もなかなかやめられないのは困りものです．抗 HIV 薬のレジメンを変えて CD4 数を増やそうとしたスタディもありますが，あまりうまくいかなかったようです．

リアル 4：後につなげてこそ「HIV 検査」

　検査をするからには，その解釈と説明（偽陽性の評価）はもちろんのこと，「その後，どうするのか？」というところまでのフォローが大事です．検査が陰性であれば，それを維持するための予防に関する知識を得るよい機会であるといえます．検査が陽性であった場合は，患者さんが絶望しないように，なんとか次の受診につなげないといけません．もちろん相手に応じて説明していきますが，告知を受ける患者さんへ 1 度に多くのことを言っても頭に入らない状態ですので，筆者の場合，次の要点 2 つだけをお伝えしています．

- 今は HIV 感染症は死ぬ病気ではなく，生命予後は健康人と変わらない
- そのためには，定期的な医療機関の受診が必要である

そのほか，どのようなことに気をつけて告知したらよいかは，その 5 をご覧ください．

序論，HIV の検査・診断を伝授します

1. 検査をする対象は感染するルートを考えればよい
2. スクリーニング検査と確認検査の特徴を理解する
3. 診断後，まずは CD4 数とウイルス量の経過をチェックする
4. HIV 検査をするなら，フォローが大事

●文献
1) Branson BM, et al.: MMWR Recomm Rep. Sep 22 2006;55(RR-14):1-17.
2) API-Net エイズ予防情報ネットホームページ（http://api-net.jfap.or.jp/status/2016/1602/20160229_kensu.pdf）.
3) 日本エイズ学会誌：診療における HIV-1/2 感染症の診断　ガイドライン　2008（日本エイズ学会・日本臨床検査医学会　標準推奨法）. 2009 Vol.11 No. 1：70-72.
4) https://hivbook.files.wordpress.com/2011/10/hiv-2015-16-complete.pdf.
5) Erickson CP, et al.: N Engl J Med. 2006 Mar 30;354(13):1422-3.
6) Zoufaly A, et al.: J Infect Dis. 2011 Feb 1;203(3):364-71.

その2
HIV 感染症，診断のコツ
1．総合診療の視点から

HIV 診療の Real Pearl
- リアル1：総合診療科における症例 50
- リアル2：急性期，無症候期，AIDS 期を意識する
- リアル3：MSM か，否か，それが結構重要！
- リアル4：STD を見つけたら「HIV 感染症」を考慮せよ

✓ HIV 感染症を診断したことがありますか？

「HIV 感染症を診断した」ことは，ありますか？ 経験があれば，どのような経過であったでしょうか？ 肺炎や尿路感染などの外来にありふれた疾患であれば，その経験を通じて，自分なりの病気の全体像がつかめるはずです．また，1回しか経験していなくても**非常にインパクトのある経過**などで，自分の記憶や心にストンと入っている興味深い症例もあると思います．それが，非常にまれな疾患だとしても．

　一般的に，診断を行うには，その疾患を知らなければなりません．HIV を知らない医療者はいないでしょうが，経験した人は多くないのが現状と思います．知っていても経験数が少ない場合や皆無の場合，その疾患を診断するには，経験の多い方から診断のコツを聞くことや，教科書などで診断のポイントを勉強する必要があります．

リアル1：総合診療科における症例50

本章では，現在のHIV感染症の動向や実際の症例を提示し，全体像の把握や診断の要点をできるだけ論理的に示してみたいと思います．

東京医科大学病院総合診療科では，2007年4月〜2013年3月までに50例のHIV感染症が新規に診断されました．年に5〜6例．多いときには，10名を超えました．月に1例ほどいますので，われわれにはありふれた疾患になっています（できれば見逃したくない疾患）．

自験例で一般論を展開することは好ましくないかと思いますが，実際の診療によって得られた感覚や実際のデータによって伝わることも多いと思います．そのため，本章では適宜提示させていただきます．診断する地域での特色や相違点を，実際の感覚で感じることができると思います．

 ## リアル2：急性期，無症候期，AIDS期を意識する

✔ HIV感染の見つけ方・考え方：時期から考える

HIV感染症は，感染時期から次の3つに分類されます．

> 1 急性期（acute retroviral syndrome）
> 2 無症候期
> 3 AIDS期

1 急性期

急性期［acute retroviral syndrome；HIV抗体が陽転化（seroconversion）する時期に起こる］は多彩な症状を呈することが報告されています．HIVに曝露して

から2～4週間程度がこの時期にあたります．感染したすべての患者さんが症状を呈するわけではなく，報告では20～90％程度の人に症状があるようです（報告によって，かなりばらつきがありますね…）．消化器症状や中枢神経症状が，メインの症状になることもあり，判断の難しい時期です．この時期に，医師が病歴を参考にして，「最初からHIVを考えた」割合は38％という結果でした[1]．

患者さんからの「リスク行為」の告白（感染の可能性を上げる安全でない性交渉など）がなければ，HIV診断の難しい時期ではありますが，この時期でも比較的診断に結びつく所見としては，**伝染性単核球症［infectious mononucleosis］様の症状**が挙げられます．すなわち，EBウイルスやサイトメガロウイルス感染時には，**1** 発熱，**2** 咽頭痛，**3** 後頸部リンパ節腫脹，**4** 血小板減少，**5** 肝酵素上昇，**6** 異型リンパ球の出現などのウイルス感染を示唆する所見や検査結果が認められます．自験例では，急性期だけのデータではありませんが，次頁のような割合でした（図1，図2）．これらの症状がある場合，

性交渉歴の聴取

がHIV診断に役立つことがよくあります．

伝染性単核球症様の症状

1. 発熱
2. 咽頭痛
3. 後頸部リンパ節腫脹
4. 血小板減少
5. 肝酵素上昇
6. 異型リンパ球の出現などのウイルス感染

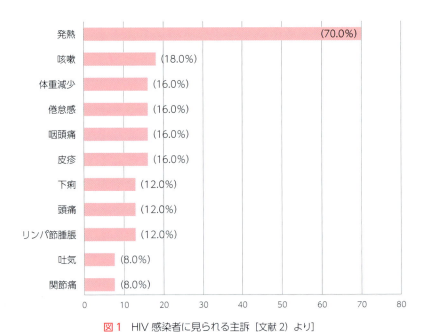

図1 HIV感染者に見られる主訴［文献2）より］

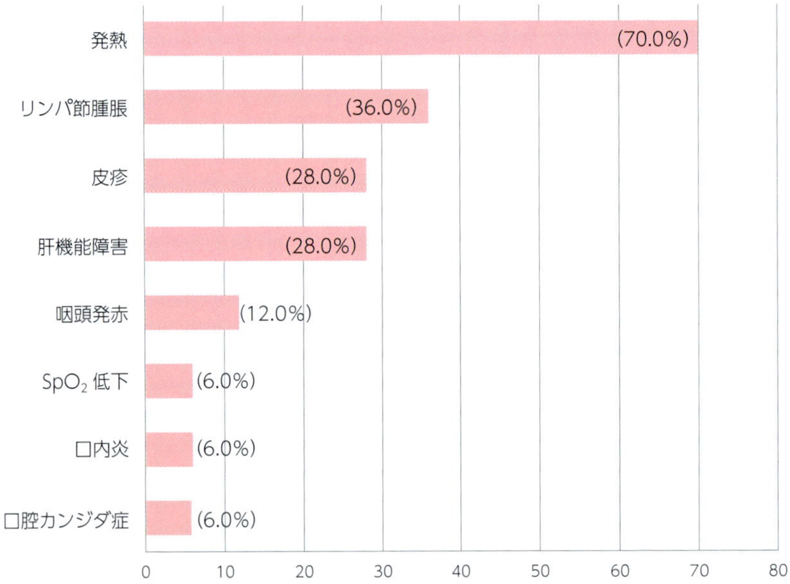

図2 HIV感染者の身体所見・検査所見［文献2）より］

2 無症候期

　無症候期は，その名のとおり症状のない時期です．通常，3〜10年間続きますが，この期間には個人差があります（2年程度でAIDSを発症する人もいれば，15年経っても発症しない人もいます）．この期間に診断されるのは，

リスク行為を行った方の自主的な検査で陽性

になるケースが多いです（なぜなら，リスク行為を行っている自覚のある人は，定期的にHIV感染症を調べていることが多いからです）．

　一方，無症候期になっていても，HIV感染症と考えられる症状は，いくつか存在します．皮膚科（その2-2参照）の項で詳しい説明がありますが，帯状疱疹や脂漏性皮膚炎，尋常性疣贅などから疑うことができます．口腔カンジダ症も（**繰り返す場合には**），疑っておいたほうがよいでしょう．さらに，検診で見つかった**TTT，ZTT（膠質反応）高値**や，**高総タンパク血症**などが診断のヒントになることもあります．

　また，HIV感染者は，この時期に**倦怠感**や**微熱**を認めることがあります．発熱を説明できる原因がない場合は，「HIV感染自体の発熱」を考えます．不明熱の診断アルゴリズムにはHIVを検査するよう推奨しているものが多く，疑っていなかった場合にもHIVの診断に至ることがあるのです（微熱の場合，厳密には不明熱の定義を満たしませんが…）．

　しかし，「HIVを高齢者だから調べなかった」というようなケースもあり，診断の機会を逃してしまうことも見受けられます．実際，総合診療科の外来の現場では，高齢者で初めてHIVの診断を受けたというケースを何度も経験しており，**年齢だけでHIV感染症を否定してはいけません**（図3）．

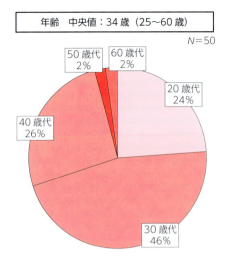

図3 HIV 感染者の診断時年齢 [文献 2) より]

■症 例

> 80 歳で可溶性 IL-2 レセプター抗体高値，悪性リンパ腫の疑いで紹介．
> 最終診断は「HIV 感染症」．

　不明熱を診ている場合には，侵襲的な検査に移る前に，HIV 感染症を否定しておく必要があります．性交渉によるリスク行為が自己申告されない場合には，検査されていないことがありますので….

　本症例も 80 歳と高齢の初診であり，年齢だけでは否定できないことを示す 1 例でした（入院での診断，図 3 以外の症例）．

3 AIDS 期

　詳細は，各論の項にお任せしますが，初診外来でもニューモシスチス肺炎（*Pneumocystis jirovecii* pneumonia；PCP）やクリプトコッカス髄膜炎などから HIV 感染症を考えるケースがあります．例えば，PCP が強く疑われ，基礎疾患に HIV 感染症が存在しないか検索し，診断に至るケースです．AIDS 指標疾患が疑われる場合に，基礎疾患として HIV 感染症がないかどうかを考えるのは診断戦略として有用です．

リアル 3：MSM か，否か，それが結構重要！

日本の現状

　HIV 感染症の自然経過を俯瞰することで，時期により生じやすい HIV 感染症の関連症状を，何となくは掴めたと思います．しかし，**診断力の向上には疫学**，つまり，**現在日本ではどのようなグループに HIV 感染症が多いのかを把握することが必要です**．地域や年齢によって考慮すべき鑑別診断は変わってきますし，その辺りを自分のものにすることで「正診率」はアップするのです．

　厚生労働省エイズ動向委員会の報告[3]によると，2015 年度の HIV 感染経路は，

- 異性間の性的接触が 196 件（19.5％）
- 同性間の性的接触が 691 件（68.7％）
- 性的接触によるものは合わせて 887 件（88.2％）

と報告されています．また，日本国籍例では，

- 男性同性間の性的接触は 637 件
- 異性間の性的接触は男性が 133 件，女性が 35 件

と，圧倒的に男性に HIV 感染が多いことがわかります（近年では，異性間での交渉にて感染している割合が増えてきていることも重要です）．

　データを見る限り，男性の同性間の性的接触が HIV 感染の報告として多く，1 つのポイントになっていることがわかります．海外渡航時の異性間性交渉が原因と考えられる HIV 感染者など感染経路（契機）は多彩ですが，日本のみならず世界で HIV 感染が活発なグループは，男性同性間で性交渉を行うグループに多いようです．そして彼らの性交渉様式では直腸を使うことが特徴的です．

　HIV を扱う医療者は，男性同性間の性交渉を行う人を **MSM [men who have sex with men，男性間性交渉者]** と呼びます．HIV を扱う領域では，非

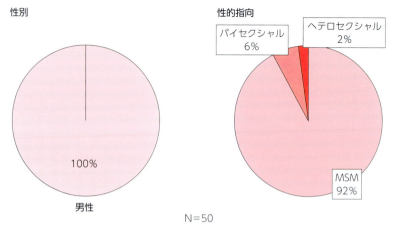

図4 HIV感染者の性別と性的指向［文献2）より］

常によく使われる用語です．つまりMSMかどうかは，この領域では非常に重要なわけです（図4）．

このような状況の背景には，**グループ内にHIV陽性者が多いこと，性交渉によるリスクの違い**などが関与しています．リスクの違いを数字で見ると，非HIV感染者がHIV感染者と性交渉を行い，HIVが感染するリスクは，oral sexでのリスクが1〜2倍，膣性交では10〜20倍，そして直腸性交の受け手は100倍となっています[4]．コンドームを着用しない直腸性交の危険性がよくわかる数字です．

HIV診療こぼれ話1　発展場（ハッテン場）？

一部の男性同性愛者が，特定または不特定多数の性行為の相手を求めて集まり，性行為を行う場所のことです．都市部だけでなく，地方にもあるようです．テレビのドキュメンタリーなどでも取り上げられていることがあり，認知度も高くなってきたかもしれませんが，「発展場」という言葉を知っている方はまだまだ少ないでしょう．知っている方は「**博学な方？**」「**興味の強い方？**」「**常連さん？**」かもしれません．

✓ 症例検討

ここで，実際の症例を見ていくことにしましょう．

疑わないとわからない HIV 感染症

① インフルエンザウイルス感染症…？

○ 21歳，男性
○ 主　訴：発熱
○ 現病歴：1月末から38℃台の発熱を認めた．数日間，自宅安静にて過ごすも解熱せず，2月1日に近医を受診した．インフルエンザウイルス感染症が流行しており，インフルエンザ迅速検査を受けたが，陰性であった．解熱剤を処方され，その日は帰宅し，2月3日に症状が改善しなかったため，当科を受診した．来院時には，発熱以外の症状はなかった．
○ 既往歴：B型肝炎
○ 生活歴：喫煙なし，飲酒なし，周囲に同様の症状の者なし，発熱している人との接触なし

○ 主治医の思考
　➡ インフルエンザウイルスの感染が流行しているし，発熱に対する鑑別診断の上位はやはりインフルエンザだよなぁ．しかし，咳嗽や頭重感の症状もなし．検査も適切にされているし，経過からもインフルエンザ以外の疾患も十分に考慮する必要があるな．発熱以外の症状が，診断には極めて有効だが，医療面接からは有意な症状はない様子．それにしても，なぜB型肝炎の既往歴があるのだろう？　性交渉歴に関しては，しっかり病歴を聴取する必要がありそうだ．

　➡ 性交渉に関して改めて聴取したところ，同性との性交渉歴あり．また，最近もコンドームを使用しない性交渉が同性との間にあったとのこと．ウイルス感染を考慮しながら身体診察を行ったところ，後頸部リンパ節

の腫脹あり．検査として一般的な血液検査とともに HIV 抗体検査も施行したところ，陽性反応あり．確認検査（HIV-PCR 法，ウエスタンブロット法）も行い，診断に至った．

○ 最終診断：急性 HIV 感染症

② 治療抵抗性の細菌性咽頭炎…？
- 33 歳，男性
- 主　訴：発熱，粘血便
- 現病歴：1 週間前から発熱があり，咽頭に白苔があるとのことで細菌性咽頭炎（溶連菌感染）が疑われ，外来でセフトリアキソンの点滴を受けていた．3 人の医師が診察したところ，同様の診断で，治療が継続していた．経過中に，粘血便を認めるようになり，また，発熱の改善がないため，当科の外来を受診した．
- 既往歴：B 型肝炎

○ 主治医の思考
  ➡ 診察室に入れる前に上記の情報で，抗菌薬関連腸炎や炎症性腸疾患が鑑別にあがる．そもそも，本当に「細菌性咽頭炎？」，実際に診察してみると，口腔内の所見は細菌性咽頭炎ではなく，口腔カンジダ症の所見（扁桃より頬粘膜や舌に白色の病変）だった．カンジダがあり，B 型肝炎の既往歴．となると「HIV ＋アメーバ赤痢では？」という思考プロセスに．

  ➡ 本人に詳しく話を聞くと，すでに HIV 感染症の診断はされていたが，治療を自己中断したとのこと．自己中断していた負い目があり，医療者に報告できなかったと告白．粘血便に関しては，検鏡でアメーバ赤痢の診断．

○ 最終診断：HIV 感染症，アメーバ赤痢，口腔カンジダ症

③ 不明熱…？
- 63 歳，男性
- 主　訴：発熱

○ 現病歴：胃がん手術目的に，消化器外科に入院した．入院前まで，特に不調は感じていなかったが，入院後からの検温にて微熱が持続していた．手術日前日には，38℃を超えており，手術が延期された．延期後に，熱源検索を担当医が行うも原因を説明できる所見はなく，手術が行われた．手術後も，微熱が遷延することから当科へ紹介受診した．
○ 既往歴：梅毒

○ 主治医の思考
  ➡ 丁寧に病歴を聴取するも，最近の性交渉などは特になし．症状も発熱以外にはなし．すでに多くの検査が施行されていたが，調べられていない血管内感染症（感染性心内膜炎）や肺外結核の検索を検討した．また，心因性発熱を考慮するも，気分の落ち込みなどはなし．

  ➡ 以前調べられていた血液検査を改めて見直すと，梅毒の既往歴あり．HIV抗体を検査したところ，「陽性」の結果に．確認検査も追加し，診断に至った．

○ 最終診断：HIV 感染症

リアル4：STDを見つけたら「HIV 感染症」を考慮せよ

✅ HIV 感染の見つけ方・考え方：STD から考える

　紹介した3例は，全例とも既往歴から診断に近づいた症例でした．ポイントとしては，「STD［sexually transmitted disease, 性感染症］を見つけたら，HIVを考える」です．逆も真なりです．
　①梅毒，②A・B・C型肝炎，③クラミジア感染症，④淋菌感染症の発見は，HIVを考慮し，患者さんに性交渉に関して注意深く質問をする必要があります

（図5）．唐突に性交渉の話が出ると，びっくりされる方がいるので「発熱は，感染症が原因であることが多く，人から人にうつることがあります．その場合，性交渉が原因となりうるのです」と説明する必要があります．

その説明をしたあとに，

不特定多数のパートナーがいますか？
肛門を使用した性交渉は行いますか？
リスクのある性交渉に心当たりはありますか？

などの質問をしてみます．先ほども述べたように，MSMかどうかは診断のうえで把握したい情報の1つです．しかし，同性との性交渉を告白したくない，偏見が怖いと思う方もいます．そのため聴取に際しては，プライバシーに十分配慮し態度や声のトーン，質問事項に至るまで各自で試行錯誤し，何らかのスタイルを確立する必要があります．

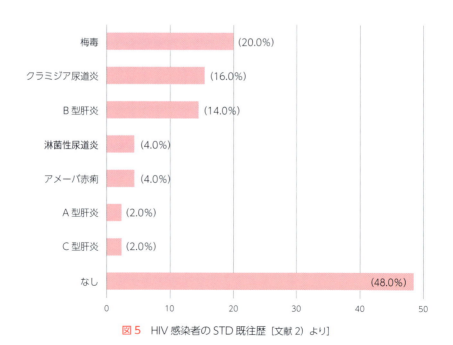

図5 HIV感染者のSTD既往歴［文献2）より］

ダイレクトに MSM であるかを尋ねるのも 1 つの手段ですが，複数の曖昧な質問をする方法もあります．例えば，「肛門を使った性交渉をしますか？」だけでは，「あなたは同性愛者ですか？」と聞いているのに等しく（例外もありますが…），それを避けるために先ほど挙げた 3 つの質問のうち，2 つから 3 つのすべてを区切らず質問し，回答を待つことです．「Yes」なら，「では，HIV を念のために調べましょう」となります．「No」でも，状況から検査を勧める場合もあります．そもそも，**性交渉に関しては，多くの人は素直にすべてを語らないからです**．

　患者さんとある程度の信頼関係を築き，聞きやすい環境になっていれば，情報聴取は非常にスムーズです．しかし，初診外来などの初対面の場面では，非常にセンシティブな質問をしにくい状況でもあります．そのような場合，「曖昧で答えやすい質問」はあながち悪くはありません．また，性交渉に関して「リスク行為」がないように思えても，HIV の検査が陽性となる場合もあります．その辺は，臨機応変に対応することが望ましいといえます．

　STD が認められたときが HIV 感染を見つける機会であるということは，十分に伝わったかと思います．また STD 以外にも，先ほど触れた若年者の帯状疱疹や肺結核（細胞性免疫不全の関与する疾患）の際にも，「HIV 感染症が隠れているのでは…」と考えることは重要です．ただし，患者さんに黙って調べると結果説明の際に困りますので，検査することを事前に説明してから施行しましょう．

HIV 診療こぼれ話 2　MSM の方…かな？

　外見や振る舞いから，「この方は MSM の方かな…」と思うことがあります．HIV 感染症を扱う都市部などの地域の医療者は，その辺の感覚が非常に鋭敏です．診察は，診察室に入って来るときから始まりますよね（歩き方からパーキンソンかな？など）．診療経験の多い方に聞いてみると，何らかのゲシュタルトをおもちかもしれません．

1．総合診療の視点から

まとめ

　HIV 感染症と診断された方は，**発熱を主訴に受診されている方が多いようです**．また，当院が新宿にある土地柄なのか，感染者は全員が男性で，MSM の方の割合が非常に高率でした．STD の既往歴としては，梅毒・クラミジア尿道炎・B 型肝炎の割合が高いという結果になりました．

　当然，上記のような該当者は，（特に MSM の場合には）積極的な検査が勧められます．ただし，女性や異性間性交渉でも HIV 感染症はあるので，難しいところではあります（近年増加していることが，厚生労働省の報告からも示されています[3]）．しかし，HIV 診断も「**丁寧な病歴聴取，身体診察が非常に大事である**」という診断学の基本原則に当てはまるわけであり，HIV 感染症だから何か特別なことをするわけではないのです．

HIV 感染症，診断のコツ（総合診療の視点から）を伝授します

1. 性的活動性の高い人の伝染性単核球症様症状は要注意
2. 原因のはっきりしない発熱，微熱も要注意
3. STD や結核（既往歴も可）を見逃さない
4. AIDS 指標疾患が疑われた場合は該当案件

●文献
1) Braun DL, Kouyos RD, Balmer B, Grube C, Weber R, Günthard HF: Frequency and Spectrum of Unexpected Clinical Manifestations of Primary HIV-1. Infection.Clin Infect Dis. 2015; 61(6): 1013-21.
2) 佐藤昭裕, 赤石 雄 他．総合診療科で診断された HIV 感染症 50 例の検討（会議録）．日本エイズ学会誌．2013；15(4)：485.
3) 平成 27（2015）年エイズ発生動向―概要―：厚生労働省エイズ動向委員会．
4) Incorporating HIV prevention into the medical care of persons living with HIV. MMWR Recomm Rep. 2003; 52(RR-12): 1-24.

その2
HIV 感染症，診断のコツ
2. 皮膚科の視点から

HIV 診療の Real Pearl

- リアル1：小さな違和感を放置しない
- リアル2：迷ったときは手・足・口の診察を
- リアル3：単一の皮膚疾患で HIV/AIDS は診断できない
- リアル4：STD の合併 or 既往歴があったら…

　皮膚症状から HIV/AIDS が診断されることは決してまれではありません．HIV/AIDS にともなう皮膚症状というと，免疫不全にともなった派手な臨床像を想像しがちですし，多くの教科書や論文もそういった「派手な」症例を提示しています．もちろんそういった派手な臨床像は HIV/AIDS を診断する大きなヒントになりますが，遭遇する「頻度」としてはあまり多くありません．実際の診察室では，

非 HIV 感染者にも認められるような common disease

から HIV/AIDS を診断することのほうが多いのですが，そういった症例は論文化されることはあまりありません．本項では HIV/AIDS にともなう皮膚疾患について，派手な臨床像だけではなく，実際の診察室に近い話をしていきたいと思います．

リアル1：小さな違和感を放置しない

　では，どうやってcommon diseaseの中からHIV/AIDSを見つけていくのでしょうか？　当たり前のことですが，common diseaseの全例にHIV検査をするわけにはいきません．そんなことをしたら待合室は人であふれて日常業務に差し支えるでしょうし，日本の医療費といった社会的側面からも全例のHIV検査はできません．まずはHIV/AIDS患者の好発年齢・性別・社会的背景，疾患の特性などのHIV/AIDSの基礎をしっかりと理解すること．そして最も大事なポイントは「common diseaseの"common"から少し外れるかも!?」といった小さな違和感を感じ，それを放置しないことがとても重要になります．

　それでは実際にいくつかの疾患を挙げながら，「どこに違和感を感じるのか？」を説明していきましょう．

1　帯状疱疹（図1）

　帯状疱疹は，水痘・帯状疱疹ウイルス［Human herpesvirus 3；HHV-3］の再活性化による疾患です．帯状疱疹自体は日常診療でもとても多い疾患で，帯状疱疹の全例にHIV検査を施行する必要は全くありません．発症年齢も子どもか

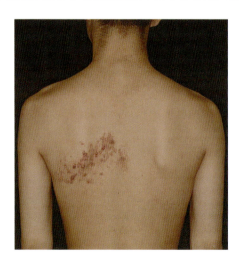

図1　20歳代男性．背部の帯状疱疹．数年前にHIV感染を指摘されるも，ここ1年は受診がとぎれていた．CD4数 341/μL

ら高齢の方まで幅広く罹患しますが，特に 60 歳代以降に多く[1]，通常は一生に 1 回しか罹患しません．もちろん若年者に生じることも少なくはないのですが，20 歳代〜40 歳代の若い世代にも関わらず重症であったり，明らかな基礎疾患もないのに帯状疱疹を繰り返している場合は，HIV/AIDS を疑う契機になります[2]．なお帯状疱疹には，重症度分類といったものが存在しません．どこからを重症とするのか，明確には定義できませんが，帯状疱疹の範囲の広さや潰瘍の深さ，疼痛の強さなどが目安になります．筆者の経験では，

帯状疱疹は HIV/AIDS を疑わせる最も大事な皮膚疾患の 1 つ

です．

> **帯状疱疹の違和感ポイント**
>
> 若いのに重症．繰り返す

2 単純ヘルペス

　口唇ヘルペスや陰部ヘルペスは日常診療で多く診察します．初感染の場合は比較的重篤な症状を呈しますが，多くは再活性化によるもので症状は軽く，特に加療しなくても治癒することが多いです．口唇ヘルペスだけで HIV/AIDS を疑うことはありません．しかし免疫不全が進行すると，持続する比較的大きい潰瘍を呈することがあります．

1 カ月以上持続するヘルペス性の潰瘍は AIDS 指標疾患の 1 つ

です．これはどちらかというと「派手な」臨床像になることが多いかもしれません．

> **単純ヘルペスの違和感ポイント**
>
> 大きい．長期間持続する

3 伝染性軟属腫（みずいぼ）（図 2）

ポックスウイルス [pox virus] 科に属する**伝染性軟属腫ウイルス [molluscum contagiosum virus]** によるウイルス性のいぼで，小児では全く珍しくありません．薄着になる夏場になると，毎日のように数人以上が受診するほどありふれた病気です．しかし成人での発症は少なく，成人発症例のほとんどはアトピー性皮膚炎や膠原病などで免疫抑制剤を使用しているなどの基礎疾患がある場合です．成人の伝染性軟属腫を診た場合は，いつもより詳細に問診を行い，少しでもリスクのある行為があるようであれば，積極的に HIV 検査を勧める必要があります．

> **伝染性軟属腫の違和感ポイント**
>
> 成人（アトピー性皮膚炎以外）

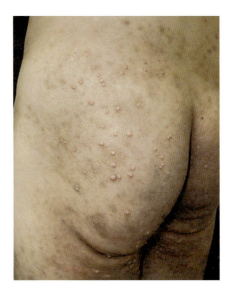

図 2　30 歳代男性．殿部の伝染性軟属腫．CD4 数 38/μL と極めて低値であった．ART により CD4 数が回復したところ，自然治癒した．

4　尖圭コンジローマ（図3）

　ヒトパピローマウイルス6, 11 [Human papillomavirus 6, 11] による**性感染症** [sexually transmitted disease；STD] の1つです．男性では陰茎に多く見られますが，**MSM** [men who have sex with men] の場合では（日本におけるHIV感染症はMSMの頻度が高いのはご存じですよね？），肛門周囲や肛門内にも認められます[3]．HIV感染者の尖圭コンジローマではときに巨大化し，治療に難渋することも多いです．尖圭コンジローマの存在はコンドームを使用していなかった傍証にもなります．肛門周囲の尖圭コンジローマを診た場合は，性指向の確認やHIV検査のきっかけになります．

> 尖圭コンジローマの違和感ポイント
>
> 肛門周囲．大きい

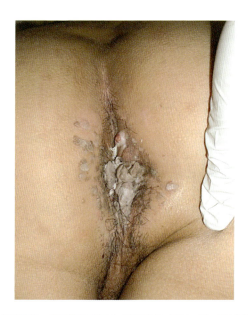

図3　20歳代男性．肛門周囲の巨大な尖圭コンジローマ．CD4数331/μL

5 カポジ肉腫

カポジ肉腫［Kaposi's sarcoma］は地中海沿岸の高齢者だけに発生するまれな皮膚腫瘍でしたが，1980年代からHIV/AIDS患者に多く見られるようになりました．もっと正確にいうと，1981年，米国のロサンゼルスにカポジ肉腫と**ニューモシスチス肺炎［*Pneumocystis jirovecii* pneumonia；PCP］**の患者が多く発生したことがAIDS，HIVの発見につながりました．**ヒトヘルペスウイルス8型［Human herpesvirus 8；HHV-8］**がカポジ肉腫発症に大きく関与しているのですが，HHV-8は少数ではありますが健常者からも検出されます[4]．しかし健常者でカポジ肉腫を発症することはほとんどありません．

一方，本疾患はAIDS指標疾患の1つであり，CD4数が200/μL以下での発生が多く，特に50/μL程度まで低下すると罹患するリスクが増加します．**抗レトロウイルス療法［anti-retroviral therapy；ART］（または抗HIV療法）**により免疫状態が改善すると，自然治癒することもあるため「日和見腫瘍」といえるでしょう．

カポジ肉腫の違和感ポイント

（高齢者，高度免疫抑制者以外の）カポジ肉腫そのものが違和感

---

6 湿疹・皮膚炎・アトピー性皮膚炎様皮疹

HIV/AIDS患者の皮膚症状で意外と多いのが，この湿疹・皮膚炎です．湿疹は皮膚科診療で最も多い疾患ですので，単なる湿疹だけでHIVを疑うことはありません．湿疹の原因は外因性と内因性に分けられますが，外因性と内因性が複雑に絡み合って発症することが多いです．単純な外因性（湿布かぶれ，おむつ皮膚炎など）の場合は原因が特定できることもありますが，それ以外の場合は，じつは原因特定ができないことも多々あります．

HIV/AIDS患者も，繰り返す慢性の湿疹に悩ませられることがあります．原因はわかっていませんが，軽度の好酸球増多をともなう人もいます．長期にわたり湿疹・皮膚炎を繰り返していると，アトピー性皮膚炎のような症状を呈することもあります．

湿疹・皮膚炎に関してもう1つ興味深いのは、蚊アレルギーを出現する人がいることです。もともと蚊アレルギーはEBウイルス感染症のときに出現することが知られていましたが、HIV/AIDS患者のなかにも、同様の症状を訴える人がいます。

> **湿疹・皮膚炎・アトピー性皮膚炎様皮疹の違和感**
>
> 原因不明の好酸球増加，繰り返す湿疹，蚊アレルギー

7 足白癬・爪白癬

　いわゆる水虫のことです。もちろん非HIV感染者にも多く認められ、日常診療でとても多く診察する疾患の1つです。年齢とともに罹患率は増え、高齢者では多くなります。特に爪白癬は高齢者に多く、若年者にはあまり多くありません。HIV感染症に関連した真菌症のなかで、足白癬・爪白癬は、口腔カンジダ症に次いで多く認められる疾患ですが、日常診療において基本的に足白癬や爪白癬だけでHIVを疑うことはありません。

> **足白癬・爪白癬の違和感ポイント**
>
> 身なりがとても綺麗（衛生面を気にしていそう）なのに，重度の足白癬・爪白癬を見た場合

8 口腔カンジダ症

　Candida albicans は、皮膚および粘膜の常在真菌で、健常者の口腔粘膜にも約3割の頻度で分離されます。もともと病原性は強くないのですが、宿主の免疫力の低下により菌の過度な増殖が病原性を示すことが知られています。特にHIV感染者では比較的早期から口腔カンジダ症を発症することが多く、初期症状として重要であり、またHIV感染が進行した症例では、ほとんどの症例で認められます。

　なおAIDS指標疾患にカンジダ症がありますが、これは食道・気管・気管支・

肺カンジダ症であり，口腔カンジダ症は含まれていないということにご注意ください．臨床症状は，口腔，舌，咽頭粘膜に白苔が付着し，剥がすと点状のびらんを残すのが特徴ですが，自覚症状は強くないため，これを主訴として皮膚科を受診することは多くありません．

> **口腔カンジダ症の違和感ポイント**
>
> 基礎疾患がないのに重症，難治性の口腔カンジダ症

9 脂漏性皮膚炎（図4）

脂漏性皮膚炎［seborrheic dermatitis］は，脂漏部位（頭部，顔面，胸背部など）に鱗屑をともなう紅斑を生じる皮膚疾患で，皮脂腺の活動が上昇する乳児期と中高年期に好発します．本邦における罹患率は3〜4%といわれており，大学病院やクリニックでも毎日のように診察します．HIV 感染症では健常者に比べて脂漏性皮膚炎の罹患率が高いことが知られていますが，臨床症状に大きな違いはありません．脂漏性皮膚炎だけで HIV を疑うことはありません．

> **脂漏性皮膚炎の違和感ポイント**
>
> 特になし（リアル3も参照）

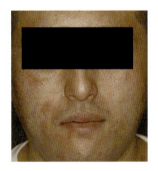

図4　30歳代男性．顔面の脂漏性皮膚炎．症例の臨床写真には写っていないが，左頚部に帯状疱疹の瘢痕が確認できた．数カ月前に帯状疱疹を罹患した．CD4数 254/μL

リアル2：迷ったときは手・足・口の診察を

リアル1で述べたように，違和感を感じ，それを放置しないことがHIV診断の第1歩です．違和感を感じたときに次に行うべきは，

いつもより丁寧な問診と，手・足・口の診察

です．問診で大事なのは「STDの合併 or 既往歴がないかどうか…？」（リアル4参照）と「帯状疱疹の罹患歴がないかどうか…？」を確認してください．

違和感を感じたとき，さらには違和感があるのかどうかを迷ったときも，手・足・口の診察を行いましょう．手・足・口は診察しやすいといった利点もあります．手・足の診察では，白癬の有無，梅毒二期疹（図5）の有無，疥癬トンネル（図6）の有無などを確認します．口の診察では，口腔カンジダ症，梅毒アンギーナの有無を確認します．口を診るついでに，顔面の脂漏性皮膚炎の有無も確認しましょう．

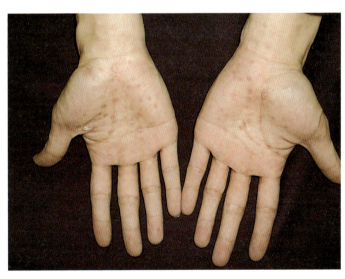

図5　梅毒二期疹．丘疹性梅毒．典型的な発疹

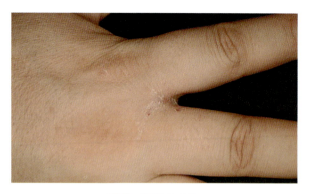

図6 疥癬トンネル

リアル3：単一の皮膚疾患でHIV/AIDSは診断できない

リアル1でいくつかの皮膚疾患を挙げましたが，その多くは非HIV感染者でもよく見られる症状のため，単一の皮膚疾患だけでHIV/AIDSを診断できることはほとんどありません．皮膚科でHIVが見つかる代表的な例を少し具体的に挙げてみましょう（架空の症例です）．

複合的な皮膚疾患の患者さん

30歳代の男性で，比較的重症の帯状疱疹を主訴に皮膚科を受診しました．

「30歳代にしては，なんか重症だなぁ」と違和感を感じた場合は，次に手・足・口の診察を行い，「あれ？ 爪白癬がしっかりあるな」「口腔カンジダ症もあるぞ？」「脂漏性皮膚炎もあるな」という感じで，ここまで揃うと積極的にHIV検査を勧めたくなります．

さらに問診で梅毒などのSTDの既往歴があれば，強くHIV検査を勧めます．その結果がHIV陰性のこともちろんありますが，筆者の経験では，リアル1で挙げた症状が多くなればなるほど，HIV感染者である可能性が高くなると考えています．

リアル 4:STD の合併 or 既往歴があったら…

　HIV は STD としての性格が強いため，ほかの STD（尖圭コンジローマ，ウイルス性肝炎，疥癬，ケジラミなど）を合併していたり，既往歴があることがまれではありません．STD により性器に炎症や潰瘍があると HIV 感染のリスクが上がることも知られています．特に

HIV と密接な関係があるのが「梅毒」

です．HIV 感染者の合併症として頻度が高く[5)6)]，また梅毒から HIV 感染が判明することもまれではありません．梅毒の感染と CD4 数は特に相関関係はなく，CD4 数が保たれている状態でも，梅毒に罹患します．臨床像は多くの場合，非 HIV 感染者と同様ですが，免疫能が低下している場合は深い潰瘍を呈したり，神経梅毒までの進行が速いことがあるので注意が必要です．派手な臨床像を呈する場合は悪性梅毒として報告されることもありますが，実際の頻度は多くありません．

　梅毒は終生免疫が成立しないため，一度罹患して治癒したとしても繰り返し感染することがあります．近年，梅毒が激増しています（表1）．リアル1で述べ

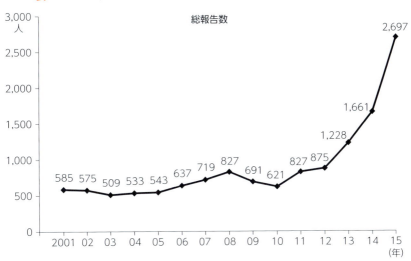

表1　2001 年から 2015 年までの梅毒報告数［文献 7）より一部抜粋し改編］

たような皮膚疾患があればもちろんですが，その他の皮膚疾患がない場合でも，

STD を診たら積極的に HIV 検査

を勧めましょう．STD を診断したとき，もしくは疑ったときの HIV 検査は保険診療が認められています．

コラム塾 1　免疫再構築症候群（IRIS）と皮膚

　ART 施行後，免疫能の回復にも関わらず，さまざまな日和見感染症の顕在化が出現する現象が知られるようになり，**免疫再構築症候群 [immune reconstitution inflammatory syndrome；IRIS]** と呼ばれています．これは，**ART により急速に HIV-RNA 量が減少し，HIV 感染症により機能不全に陥っていた免疫能が改善してくるものの，制御性 T 細胞活性の低下は持続しているため，体内に存在する病原微生物などに対する免疫応答が過剰に誘導されるために起こる**と考えられています．

　ART 黎明期（当時は **HAART [highly active antiretroviral therapy]** と呼ばれていましたね），多くの医師が「これで日和見感染症を克服できる！」と胸を撫で下ろしたもの，逆になぜかサイトメガロウイルス網膜炎と帯状疱疹が頻発し，頭を悩ませました．その後，結核や PCP，ウイルス性肝炎などのさまざまな病気が一過性に増悪することがわかり，IRIS の概念ができあがってきました．

　皮膚科領域ではやはり帯状疱疹が多く，そのほかにも単純ヘルペス，カポジ肉腫の一過性の悪化，伝染性軟属腫，疣贅，足白癬の炎症症状の悪化などの報告があります．

　IRIS に関して筆者が個人的にとても興味深く感じているのは，伝染性軟属腫に炎症反応（**モルスクム反応**）が惹起されることです（図 7）．じつは，モルスクム反応は ART 後だけに限った話ではなく，小児の伝染性軟属腫の自然経過でも観察されます．モルスクム反応は短期的視野で見れば，生体にとってマイナスの反応ですが，長期的視野で見ると，伝染性軟属腫が治癒し，再感染を起こさないようにするためのプラスの反応です．そのことを患者さんにしっかり伝えると皆さん納得し安心されます．くれぐれも細菌感染が併発したと誤診しないように！

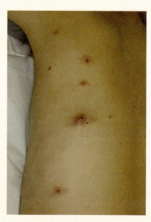

図 7　50 歳代男性，ART 開始後，伝染性軟属腫の周囲に発赤が生じた状態（モルスクム反応）

HIV 診療 こぼれ話 3　皮膚科で見つかるのは，第 3 グループ？

①「新規 HIV 感染者」，②「いきなり AIDS」，③「ドロップアウト組（仮称）」….

HIV/AIDS を診断した医師は全例届け出る必要があります．「無症状病原体保有者」も届出の対象となっており，HIV 感染症と診断した場合は，AIDS 発症の有無に関わらず，届出が必要です．届出の結果は集計され，国立感染症研究所感染症情報センターや厚生労働省エイズ動向委員会から報告されています．

①「新規 HIV 感染者（無症状病原体保有者）」の数はやっと頭打ちになってきた（？）感がありますが，AIDS を発症してから医療機関を受診する②「いきなり AIDS」の割合が約 3 割と非常に高率であることは，日本の医療および AIDS 行政の大きな問題点とされています．

さらに筆者の経験では，この報告では表現されない③「ドロップアウト組（仮称）」が一定数いることを危惧しています．ART 導入時期に関しては年々変遷されていますが，現状では CD4 数が 500/μL 程度までは経過観察されることも多々あると思います（詳しくは最新の『抗 HIV 治療ガイドライン（2016 年 7 月改訂）』をご参照ください）[8]．HIV 感染が判明して数カ月は頻回に病院に通院しますが，CD4 数がある程度保たれ，何の症状もないままに 1 年，2 年と経つうち，やがて病院に通院しなくなってしまう患者さんもいるようなのです．

医師　これは梅毒の発疹ですね….念のため，HIV 検査を受けてみては？
患者　じつは数年前に HIV 感染があるといわれています．最近あまり病院に行っていないのですけど….
医師　最後に病院に行かれたのは，いつですか？
患者　2 年くらい前だったと思います．そのとき「免疫は大丈夫」っていわれていました．

と，このような会話を行うことがしばしばあります．

皮膚科では，新規 HIV 感染者を診断する以上に上記のような例がある気がします．今後，③「ドロップアウト組（仮称）」をいかに救済し，増やさないようにするために，個々の医師だけではなく行政も含めた対策が必要と思っています．

HIV 感染症，診断のコツ（皮膚科の視点から）を伝授します

1. common disease，本当に common ですか？
2. 手・足・口の診察はとても大切です
3. HIV/AIDS の皮膚症状は複合的に判断を
4. STD を見たら必ず HIV スクリーニングを

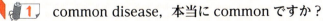

●文献
1) 石川博康ら：多施設合同による帯状疱疹の年間統計解析の試み．日皮会誌 113(8)：1229-1239，2003．
2) 宝田英子ら：東京医科大学病院における HIV 感染者に発症した帯状疱疹 70 症例の検討．日皮会誌 122(3)：619-623，2012．
3) 下方 征ら：東京医科大学病院で過去 4 年間に経験した肛門部尖圭コンジローマ 55 症例の検討．日皮会誌 119(12)：2371-2374，2009．
4) 片野晴隆：ヒトヘルペスウイルス 8 のウイルス学．J AIDS Research，11：171-183，2009．
5) 海老原香子ら：東京医科大学病院における HIV・梅毒混合感染 77 症例の検討．日皮会誌，116(4)：443-448，2006．
6) 川口敦子ら：過去 3 年間に東京医科大学病院で経験した HIV 合併梅毒 75 例の統計学的検討．日皮会誌，121(2)：161-165，2011．
7) http://www.mhlw.go.jp/topics/2005/04/tp0411-1.html．
8) 平成 27 年度厚生労働科学研究費補助金エイズ対策研究事業（エイズ対策政策研究事業）HIV 感染症及びその合併症の課題を克服する研究班：抗 HIV 治療ガイドライン（2016 年 7 月改訂）．

その3
各症例から見つけるHIV
1. 血球減少

HIV 診療の Real Pearl

- リアル1：リンパ球減少を見逃すな！
- リアル2：原因不明の正球性貧血は，進行期HIV感染症のサイン
- リアル3：HIVが「ITP」の原因になることがある

リアル1：リンパ球減少を見逃すな！

　本章では，各症例からHIV感染症を多角的に眺めてみます．中でも，「1. 血球減少」「2-1. 消化器症状」「2-2. 肝炎」「呼吸器症状」にフォーカスします．まずは「1. 血球減少」です．さて，いきなり症例です．ご覧ください．

■ 症 例 1　リンパ球減少

30歳代の男性．健診で頸部リンパ節腫脹を指摘され来院した．血液検査でWBC 4,400/μL（好中球82%，リンパ球12.5%，単球3%，好酸球2%，好塩基球0.5%），Hb 13.9g/dL，Plt 20.8万/μLであり，診察では，頸部と鼠径部に径1～2cmの圧痛のない**リンパ節腫脹**が複数認められた．CT検査では，腹腔内にも腫大リンパ節が散在していた．血液疾患を疑い，**鼠径リンパ節生検**を施行したが，反応性の変化のみで悪性所見は認められなかった．**リンパ球が著減**（550/μL）していたため，HIV感染症を疑い検査したところ，HIV-RNA 1.7×10^5 コピー/mL，CD4数42/μLであった．

HIV は CD4 陽性 T リンパ球細胞に感染し，徐々にその数が減少していきます．ルーチン検査で行われる血球数測定で，総リンパ球数はわかりますが，CD4 数まではわかりません．しかし，末梢血リンパ球の 70 〜 80％は T リンパ球なので，CD4 数の減少が総リンパ球数に反映されます．HIV 感染症診断時には半数以上の患者さんで総リンパ球数が「正常下限以下（＜ 1,500/μL）」であるという報告があり[1]，また AIDS 発症などの進行期では，さらにリンパ球数が低下し，70％の患者さんで「総リンパ球数＜ 800/μL」となるようです[2]．

　一方，好中球減少については無症候期ではほとんど認められませんが，AIDS 患者では約半数で「好中球数＜ 1,600/μL」となると報告されています[1]．好中球減少は細菌感染症の発症や重症化に関連しますが[3]，本邦では「HIV 感染症治療に支障をきたす好中球減少症」に対して **G-CSF [granulocyte colony-stimulating factor，顆粒球コロニー刺激因子]** 製剤が保険適応となっているため，適宜使用を考慮します（表1）．

HIV/AIDS における白血球数の減少

- HIV 無症候期：50％以上の患者で総リンパ球数が正常下限以下（＜ 1,500/μL），好中球減少はほとんど認められず
- AIDS 期　　　：さらにリンパ球数が低下，70％の患者で総リンパ球数（＜ 800/μL），50％以上の患者で好中球数（＜ 1,600/μL）

表1　HIV 感染症での好中球減少に対する G-CSF 製剤

一般名	商品名	適応	用量
フィルグラスチム	グラン® フィルグラスチム BS®	好中球数 ＜1,000/μL	1日1回 200 μg/m² 静注
レノグラスチム	ノイトロジン®	好中球数 ＜1,000/μL	1日1回 5 μg/kg 静注

※いずれも投与期間は 2 週間を目安とする

またHIV感染症では全身的なリンパ節腫脹や脾腫などもときおり認められ，特に進行期のHIV感染者で頻度が高くなる印象です．症例1のように「悪性リンパ腫の疑いあり」として生検が施行される場合もありますが，特異的な病理所見はありません．

 リアル2：原因不明の正球性貧血は，
　　　　　進行期HIV感染症のサイン

■症　例2　正球性貧血

> 70歳代の男性．食欲低下，体重減少，倦怠感を主訴に内科を受診した．正球性貧血（Hb 8.8g/dL，MCV 93.6 fl）と総タンパク上昇（9.4 g/dL）が認められた．IgG 3,452 mg/dLであり，多発性骨髄腫が疑われたが，免疫電気泳動ではM蛋白は認められなかった．**梅毒の既往歴**があり，HIV感染症を疑い検査したところ，HIV-RNA 9.0×10^4 コピー/mL，CD4数 110/μLであった．

　HIV感染症での貧血は「慢性感染にともなう貧血（anemia of chronic disease）」が主な機序としていわれています[4]．Hb < 10 g/dLとなるのは

CD4数 < 200/μL の患者では9％
AIDS患者では37％

に認められ[5]，進行期の患者さんでは貧血の頻度が高くなります．しかし進行期のHIV感染者では併存する日和見疾患が貧血の原因となることもあり，これらの疾患の除外は必要です．消化管の日和見疾患（CMV感染症，カポジ肉腫，急性リンパ腫など）で，消化管出血をきたすことも経験します．またヒトパルボウイルスB19（Human parvovirus B19）はHIV感染者で持続感染を起こすことが知られており[6]，疑った場合は骨髄穿刺やPCR（polymerase chain reaction，ポリメラーゼ連鎖反応）検査も考慮しなければなりません．
　一方，すでにHIV感染が判明している患者さんにおける貧血の原因としては，

前頁で挙げた日和見疾患以外に，HIV 感染症や日和見疾患の治療・予防に用いる薬剤による貧血の可能性があります（表 2）．抗 HIV 薬としては**シドブジン（レトロビル®）**が有名ですが，現在は first-line で使用されることはなく，耐性ウイルスの症例で使用されることがあります．

　また **HIV は慢性炎症を起こすため，高ガンマグロブリン血症をきたす症例があります**．ルーチンの検査で免疫グロブリンクラスを調べることは少ないですが，「総タンパクが高い」，あるいは「総タンパクの割には，アルブミンが低い」などの所見が，高ガンマグロブリン血症を発見するきっかけになるかもしれません．「原因不明の高ガンマグロブリン血症」の鑑別疾患の 1 つに，HIV 感染症を入れるというのはどうでしょうか？

表 2　血球減少の原因となる日和見疾患治療・予防薬

日和見疾患	治療薬・予防薬
ニューモシスチス肺炎	バクタ®，ベナンバックス®
クリプトコッカス感染症	アムビゾーム®，アンコチル®
サイトメガロウイルス感染症	デノシン®，バリキサ®
単純ヘルペスウイルス感染症 水痘帯状疱疹ウイルス感染症	ゾビラックス®，バルトレックス®
カポジ肉腫	ドキシル®

リアル3：HIV が「ITP」の原因になることがある

■ 症　例 3　血小板減少

> 40歳代の男性．1年前に健診で**血小板減少を指摘**されたが放置していた．**再び健診で指摘されたため**，精査のため来院した．血液検査では WBC 4,200/μL，Hb 15.3 g/dL，Plt 3.3 万 /μL と血小板減少を認めた．既往歴の聴取で，3年前と1年前に**帯状疱疹の既往歴**があった．HIV 感染症を疑い検査したところ，HIV-RNA 2.7×10^4 コピー /mL，CD4 数 220/μL であった．

HIV 関連血小板減少症 [HIV-associated thrombocytopenia；HAT] については，未治療 HIV 感染者で Plt（血小板数）≦ 15 万 /μL となるのが 5.5 〜 23％であり，病期の進行（CD4 数＜ 200/μL，AIDS 発症）により罹患率，重症度ともに上昇します[7]．HIV による血小板減少の機序は

1. HIV 感染による自己抗体産生誘導
2. 抗 HIV 抗体の血小板への交差反応
3. 巨核球への HIV の感染
4. HIV 自体や炎症による血小板の活性化と半減期の短縮

などがあり[8]，1と2は免疫学的な機序（**二次性免疫性血小板減少症** [secondary immune thrombocytopenia；secondary ITP]）ですので，感染初期から血小板減少の原因となるのに対し，3と4は主に進行期での血小板減少の原因となり得ます．免疫学的な機序で起こる血小板減少の場合は，ITP に準じた治療で反応することが多いです[9]．

ITPのガイドラインでは，Secondary ITPの原因の1つとしてHIV感染症を挙げていますが[10]，実際にITPでHIV検査を行われているのは「2割程度」との報告があり，十分に除外されてはいないと考えられます[11]．つまり

ITPを診たときは，HIV感染症の除外を忘れない

が原則です．

　以上に述べたように，HIV感染症では，主に進行期において「白血球減少」「貧血」「血小板減少」をきたすことがあります．HIV感染自体が血球減少の原因となっている場合は，抗HIV薬の開始で改善が見込めます[12]．またHIV感染症の経過中に血球減少を認める場合も多く，感染症，薬剤などが原因となるので，これらの精査や除外も必要です．
　「血球減少からHIV感染症を見つける」のはなかなか難しいと思いますが，3つの症例で提示したように原因不明の全身リンパ節腫脹，性感染症・日和見疾患の既往歴（表3），原因不明の免疫グロブリン増加などの「＋α」の所見と併せて，**HIV感染症を疑えるようになれれば，診断率も上昇するのです．**

表3　血球減少をきたす可能性がある日和見疾患

分　類	疾　患
ウイルス感染症	サイトメガロウイルス感染症 多中心性Castleman病（HHV-8）
真菌感染症	クリプトコッカス感染症 ヒストプラズマ症
抗酸菌感染症	結核 播種性MAC感染症
腫瘍性疾患	悪性リンパ腫

HHV-8：human herpes virus 8（ヒトヘルペスウイルス8），MAC（*Mycobacterium avium* complex）

コラム塾 1　　HIV と血液疾患

ITP 以外にも，HIV を検査すべき血液疾患があります．悪性リンパ腫については，HIV 感染者では非 HIV 感染者と比べて 60 〜 200 倍の罹患率と報告されており，WHO 分類でも「免疫不全関連リンパ増殖性疾患」の中に「HIV 関連リンパ腫」の項目が設けられています．

HIV 感染でもともと細胞性免疫が低下しているうえに，化学療法でさらに免疫低下が起こり，非 HIV 感染者の R-CHOP 療法 [リツキシマブ（リツキサン®），シクロホスファミド（エンドキサン®），ドキソルビシン（アドリアシン®），ビンクリスチン（オンコビン®），プレドニゾロン（プレドニン®）] では，通常見られないようなサイトメガロウイルス感染症などが問題になることがあるので，注意が必要です．

また HIV 感染症による骨髄異形成も報告されており[2]，MDS（myelodysplastic syndrome，骨髄異形成症候群）の症例でも，念のため HIV 感染症の検索をしておいたほうがいいかもしれません．血球貪食症候群（hemophagocytic syndrome）の原因として，ウイルス感染症では EB ウイルスが有名ですが，HIV 感染症では急性感染あるいは進行期においても報告があります．治療としては抗 HIV 薬が著効する場合もあるので，血球貪食症候群の基礎疾患として HIV 感染症の検索も重要と考えます．

血球減少をともなう HIV 感染症のマネジメントを伝授します

1. リンパ球減少に着目する
2. 正球性貧血の中に HIV 感染症が隠れている
3. ITP と診断する前に，HIV の検査を
4. 「血球減少 + α」で，診断率は上がる

●文献
1) Hogan S, DeSouza C, Deayton J: Lymphopenia on routine full blood count as indicator of undiagnosed HIV infection. HIV Med 2010;11(Suppl 1):40.
2) Zon LI, Aekin C, Groopman JE: Haematologic manifestations of the human immune deficiency virus (HIV). Br J Haematol 1987;66:251-256.
3) Kuritzkes DR: Neutropenia, neutrophil dysfunction, and bacterial infection in patients with human immunodeficiency virus disease: The role of granulocyte colony-stimulating factor. Clin Infect Dis 2000; 30: 256-60.
4) Moyle G: Anaemia in persons with HIV infection: Prognostic marker and contributor to morbidity. AIDS Rev 2002; 4: 13-20.
5) Sullivan PS, Hanson DL, Chu SY, Jones JL, Ward JW and the Adult/Adolescent Spectrum of Disease Group: Epidemiology of anemia in human immunodeficiency virus (HIV)-infected persons: Results from the multistate adult and adolescent spectrum of HIV Disease Surveillance Project. Blood 1998; 91: 301-308.
6) Abkowitz JL, Brown KE, Wood RW, Kovach NL, Green SW, Young NS: Clinical relevance of parvovirus B19 as a cause of anemia in patients with human immunodeficiency virus infection. J Infect Dis 1997; 176: 269-273.
7) Passos AM, Treitinger A, Spada C: An overview of the mechanisms of HIV-related thrombocytopenia. Acta Haematol 2010; 124: 13-18.
8) Metcalf Pate KA, Mankowski JL: HIV and SIV associated thrombocytopenia: An expanding role for platelets in the pathogenesis of HIV. Drug Discov Today Dis Mech 2011; 8(1-2): e25-e32.
9) Liebman HA, Stasi R: Secondary immune thrombocytopenic purpura. Curr Opin Hematol 2007; 14: 557-573.
10) Neunert C, Lim W, Crowther M, Cohen A, Solberg Jr L, Crowther MA: The American society of hematology 2011 evidence-based practice guideline for immune thrombocytopenia. Blood 2011; 117(16): 4190-4207.
11) McDonald EJ, Butler A: Immune thrombocytopenia in adults: a single-centre retrospective review of patients presenting over 7 years. N Z Med J 2010; 123: 18-25.
12) Huang SS, Barbour J, Deeks SG, Huang JS, Grant RM, Ng VL, McCune JM: Reversal of human immunodeficiency virus type 1-associated hematosuppression by effective antiretroviral therapy. Clin Infect Dis 2000; 30: 504-510.1) Braun DL, Kouyos RD, Balmer B, Grube C, Weber R, Günthard HF: Frequency and Spectrum of Unexpected Clinical Manifestations of Primary HIV-1. Infection.Clin Infect Dis. 2015; 61(6): 1013-21.

その3
各症例から見つける HIV
2-1. 消化器症状

HIV 診療の Real Pearl

- リアル1：嚥下時に「違和感」があれば，即「上部消化管内視鏡検査」を
- リアル2：腹痛，下痢，発熱の際は「糞便検査」「下部消化管内視鏡検査」も含め，原因検索を徹底する
- リアル3：術後経過の安定しない急性虫垂炎症例では，早めに HIV 感染症を想起せよ

リアル1：嚥下時に「違和感」があれば，即「上部消化管内視鏡検査」を

続いて，消化器症状です．さて，ここでも症例から見ていきましょう．

■ 症　例　嚥下時の違和感…

> 30歳代の男性が前胸部痛を訴えて来院しました．嚥下時には，特に前胸部の違和感が増強するとのことです．口腔内を診ると白苔が散見されます．鑑別として，何を考えていけばよいでしょうか？

多剤併用の抗 HIV 療法 [anti-retroviral therapy；ART]（または抗レトロウイルス療法）が始まる前のデータですが，AIDS 患者の約 1/3 に食道疾患が影響していると報告されています[1]．食道疾患の自覚症状としては，嚥下時痛，嚥下困難な

どが多いです．原因には「感染性のもの」と「非感染性のもの」がありますが，臨床的には症状から区別することは困難です．ですから食道疾患が見られる場合は，**1** 上部消化管内視鏡検査を行い，**2** 肉眼的に潰瘍性病変や炎症性変化をともなっている部位を確認し，**3** 組織生検を行うことにより，**4** 確定診断に繋げていきます．

食道疾患の場合の確定診断

1. 上部消化管内視鏡検査を行う
2. 肉眼的に潰瘍性病変や炎症性変化をともなっている部位を確認する
3. 組織生検を行う
4. 確定診断へ

感染性の食道疾患の原因として注意すべきは，

何といってもカンジダです

「口腔内に白苔がないから食道カンジダ症がない」とはいえないことにも注意が必要です．そのほかに**単純ヘルペスウイルス［herpes simplex virus；HSV］**や**サイトメガロウイルス［Cytomegalovirus；CMV］**なども出現頻度が高いです．頻度は高くないですが，結核菌・非結核性抗酸菌やHIVそのものに起因する病変も食道疾患を発症し得ます．非感染性のものに関しては，逆流性食道炎，薬剤性食道疾患，特発性潰瘍性病変，および食道がん，悪性リンパ腫，カポジ肉腫などの悪性腫瘍が挙げられます（図1）．

感染性	非感染性
・カンジダ ・単純ヘルペスウイルス ・水痘帯状疱疹ウイルス 　（以下，頻度は少ないが） ・結核菌 ・非結核性抗酸菌 ・ヒストプラズマ ・ニューモシスチスイロベジイ ・HIVそのもの	・逆流性食道炎 ・薬剤性食道炎 ・悪性腫瘍（食道がん，悪性リンパ腫，カポジ肉腫など） ・特発性潰瘍性病変

図1　食道疾患の原因［文献2）3）より］

食道に潰瘍性病変を生じる病変としては，HSV，CMV，特発性潰瘍性病変などが特に重要ですが，いずれも結局見た目では区別がつかないことが多く，上部消化管内視鏡検査を行ったうえで，組織生検での鑑別が有用です[4]．

コラム塾 2　カンジダの森の向こう側に

30歳代の男性が前胸部痛を訴えて来院したことがあります．診察すると，口腔内に白苔が認められたため，上部消化管内視鏡検査を行ったところ，食道カンジダ症を認めました．

HIV感染症のスクリーニング検査，確認検査を行い，HIV感染症と診断確定したあと，食道カンジダ症に対してフルコナゾールの内服治療を行いました．しかしそれでも前胸部痛の改善はなく，再度上部消化管内視鏡検査を行ったところ，下部食道に潰瘍性病変を認めました．

組織生検の結果，CMV食道炎と診断し，ガンシクロビル（デノシン®）による治療を行ったところ，症状は改善しました．

このように食道カンジダ症を治療しても臨床症状の改善が見られないときは，再度上部消化管内視鏡検査を行うことが有用な症例もしばしば経験されます．

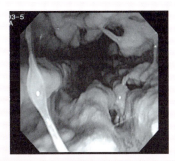

1回目の上部消化管内視鏡検査

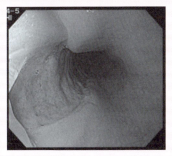

2回目の上部消化管内視鏡検査

リアル2:腹痛,下痢,発熱の際は「糞便検査」「下部消化管内視鏡検査」も含め,原因検索を徹底する

　HIV感染症に下痢をともなう場合,病歴,身体所見に注意し,CD4数,HIVウイルス量を鑑み,必要があれば糞便検査も追加して,病原体の同定を試みます.晴れて「病原体が発見された」場合は病原体の治療を行いますが,「病原体が判明しない」場合は,抗HIV薬の見直しや内視鏡的検索および腹部CTを検討します.そこで「診断が確定」すれば,各疾患の治療を行いますが,それでも「診断に至らない」場合は,HIVそのものが消化管に影響を与えているHIVエンテロパチー[HIV entheropathy]と考えて対症療法を行います(図2).

　感染性下痢症の原因となる病原体については,表1に示します.HIV患者が**サルモネラ**に感染した場合,約半数が菌血症に至り,再発する可能性もあるため,健常者の場合なら必要のない抗菌薬の投与を検討しなければなりません.

　クロストリジウム・ディフィシル感染はHIV患者での頻度が多いため,入院中や抗生物質の使用歴のある症例には,より注意が必要です.

　アメーバ赤痢はHIV患者の下痢の原因として重要ですが,**細菌性赤痢**も(特にMSMの方では)性行為感染症となりうることにも気をつけねばなりません.

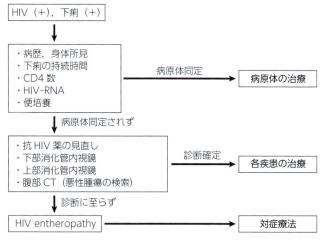

図2　HIV感染者における下痢の診断・治療

表1 感染性下痢症の原因となる病原体［文献2）5）6）より］

病因	小腸		大腸	
細菌	サルモネラ（小腸＞大腸）	大腸菌（EPEC, EAggEC, ETEC）	カンピロバクター（大腸＞小腸）	赤痢
	ウェルシュ菌	ブドウ球菌	クロストリジウム（ディフィシル）	エルシニア菌
	アエロモナス・ハイドロフィラ	セレウス菌	腸炎ビブリオ	腸管侵入性大腸菌
			プレジオモナス	クレブシエラ・オキシトカ（稀）
ウイルス	ロタウイルス	ノロウイルス	CMV（大腸＞小腸）	アデノウイルス
寄生虫	クリプトスポリジウム（小腸＞大腸）	マイクロスポリジウム（小腸＞大腸）	赤痢アメーバ	
	イソスポラ	サイクロスポラ		
	ジアルジア			

　特に，CD4数の少ない症例（50〜100/μL未満）においては，**CMV腸炎**の合併症に留意が必要です．その診断は，下部消化管内視鏡検査を行い，潰瘍の有無を確認します．潰瘍病変部位から組織生検を行い，組織から核内封入体を有する巨細胞を認めるか，免疫染色でCMVの存在を確認すれば，診断確定となります．C7HRPなどのCMV抗原検査が陰性である症例も，HIV診療の現場では多く経験されることから，**CD4数の少ない症例では，積極的な内視鏡的検索が必要です**．

リアル3：術後経過の安定しない急性虫垂炎症例では，早めにHIV感染症を想起せよ

急性虫垂炎の原因は？

30歳代の男性が1週間前から続く腹痛，下痢，発熱を主訴に来院しました．近医でキノロン系の抗菌薬を処方されましたが，改善が見られないとのことです．来院時に38℃台の発熱および下腹部全体の圧痛を認め，採血所見では炎症反応が上昇していたため，急性虫垂炎が疑われ，腹部造影CTが撮影されました．

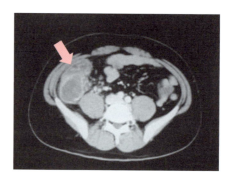

その所見では回盲部に膿瘍を認め，急性虫垂炎の診断で緊急手術となりました．

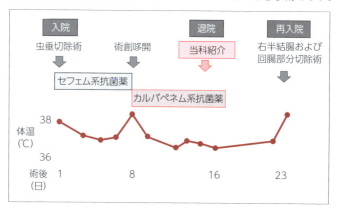

図3　入院後経過

術後に**セフェム系抗菌薬**が投与されましたが，術後 8 日目に 38℃台の発熱および術創哆開を認めました．抗菌薬を**カルバペネム系**に変更したところ，解熱傾向あり，術後 16 日目に退院となりました．

　退院後，再度発熱および腹痛を認めるようになり，術後 23 日目に再診．その際に腹部 CT を撮影したところ，**腹腔内膿瘍および大腸穿孔**が疑われ，緊急手術，右半結腸および回腸部分切除となりました（図 3）．なお，手術検体からは**赤痢アメーバ**が検出されました．メトロニダゾール（フラジール®）による治療を行い，改善しました．

　術後の経過から HIV 感染症が疑われ，検査を行ったところ「HIV 陽性」でした．

🎗🎗🎗🎗🎗🎗🎗🎗🎗🎗🎗🎗🎗🎗🎗🎗🎗🎗🎗🎗🎗🎗🎗🎗🎗🎗🎗🎗🎗🎗🎗🎗🎗🎗

　HIV 感染者は，非 HIV 感染者と比較して急性虫垂炎の発症リスクは約 4 倍といわれており，注意が必要です[7]．その理由としては，アメーバ赤痢，CMV 感染症，カポジ肉腫，悪性リンパ腫などの影響が考えられます[8]．

　赤痢アメーバは，アメーバ腸炎，肝膿瘍の原因となる原虫であり，不明熱の原因となることがあります．国内の 1 施設において，2003～2009 年に下部消化管内視鏡検査を行った HIV 陽性症例 248 例の中で，アメーバ赤痢と確定診断された症例は 31 例であったとの報告などもあり[9]，HIV 感染症にともなう腸管感染症の原因病原体として

アメーバ赤痢は要注意！

です．診断は，糞便からの赤痢アメーバを検出することによります．血清アメーバ抗体の感度は 90％以上と報告されていますが[10]，実際には

抗体が検出されない症例も見受けられるので
こちらも要注意！

です．糞便からアメーバの栄養体が検出され，診断が確定されれば，腹部超音波検査などで画像的に破裂しそうな肝膿瘍の有無を確認する必要があります．

　治療としては，メトロニダゾールでアメーバ栄養体を治療し，さらに管腔用治療薬のパロモマイシン（アメパロモ®）の投与も行います．アメーバ性肝膿瘍は通

常ドレナージをしなくても治療することが多く，処置による合併症で腹膜炎を発症すると予後不良となる可能性が高いため，通常ドレナージは行いません．その例外として，病変が肝左葉にあったり，破裂しそうに大きかったり，内服治療を開始して3日たっても臨床症状が改善しない場合などは考慮します[11]．

消化器症状をともなうHIV感染症のマネジメントを伝授します

 嚥下時の違和感に関しては，上部消化管内視鏡検査を行う
 下痢・腹痛・発熱に関しては，下部消化管内視鏡検査を積極的に考慮
 難治性虫垂炎症例ではHIV感染を早期に疑う

●文献
1) Monkemuller Ke,at al; Gut 1989;30;1033-1039.
2) Mandell G.L, John E. Bennett J.E, Dolin R: Mandell, Douglas, and Bennett's Principles and Practice of Infectious Diseases. 7th ed.Elsevier; chapter 123.
3) Werneck-Silva A, Bedin I. Role of upper endoscopy in diagnosing opportunistic infections in human immunodeficiency virus-infected patients. World J Gastroenterol 2009;15:1050-6.
4) Bonacini M,et al: The causes of esophageal symptoms in human immunodeficiency virus infection. A prospective study of 110 patients. Arch Intern Med. 1991 Aug;151(8):1567-72.
5) Mayer HB, Wanke CA: Diagnostic strategies in HIV-infected patients with diarrhea. AIDS. 1994 Dec;8(12):1639-48.
6) Weber R1, et al: Enteric infections and diarrhea in human immunodeficiency virus-infected persons: prospective community-based cohort study. Swiss HIV Cohort Study. Arch Intern Med. 1999 Jul 12;159(13):1473-80.
7) Crum-Cianflone N1, Weekes J, Bavaro M: Appendicitis in HIV-infected patients during the era of highly active antiretroviral therapy. HIV Med. 2008 Jul;9(6):421-6.
8) Flum DR1, Steinberg SD, Sarkis AY, Wallack MK: Appendicitis in patients with acquired immunodeficiency syndrome. J Am Coll Surg. 1997 May;184(5):481-6.
9) Nagata.N,et al: Risk factors for intestinal invasive amebiasis in Japan, 2003-2009. Emerg Infect Dis. 2012 May;18(5):717-24.
10) Petri,WA, et al:Tropical Infectious Diseases.Elsevier, p967. 2006.
11) 青木 眞：レジデントのための感染症診療マニュアル 第3版．医学書院．p721, 2015.

その3
各症例から見つけるHIV
2-2. 肝　炎

HIV 診療の Real Pearl

- リアル1：B型肝炎を見たら，HIVのチェックをするべし！
- リアル2：B型肝炎合併HIV感染者のARTレジメンに注意！
- リアル3：MSMでのHCV感染が増加！

リアル1：B型肝炎を見たら，HIVのチェックをするべし！

次は，肝炎です．こんな症例があります．

■ 症　例　急性B型肝炎…

43歳男性．最近，「食欲不振で全身倦怠感が強く，尿色が紅茶様である」ということで，近医内科を受診した．既往歴は1年前に**梅毒治療**を行っていたとのこと．身体所見では，**眼球結膜黄染**，腹部診察で**肝臓1.5横指触知**．血液検査で**AST，ALTの著明な上昇**，ビリルビンも上昇していた．肝炎ウイルスマーカーを検査したところHA-IgM抗体陰性，HBs抗原陽性，HBs抗体陰性，HBe抗原陽性，HBe抗体陰性，HBc-IgM陽性，HBV-DNA陽性，HCV抗体陰性であった．急性B型肝炎として，総合病院消化器内科に紹介入院．担当医は耐性ウイルスの出現率が少ない抗HBV（B型肝炎ウイルス）薬の核酸アナログ製剤エンテカビル（バラクルード®）での治療を検討した．

B型肝炎は，そのほとんどが**性感染症**［sexual transmitted disease；STD］であるため，HIV感染者に合併することがしばしば見られます．2007年度に行った全国のエイズ診療拠点病院調査によると，5,998人のHIV感染者中，HBs抗原陽性が6.3％でした．感染経路別に見ると，**MSM**［men who have sex with men，男性間性交渉者］では高率で8.3％が陽性でした[1]．そのため，B型肝炎を発症した症例には，HIV感染症を合併していることがあります．

　HIVの合併を知らないで，B型肝炎の治療を開始すると大変なことになります．抗HBV薬であるエンテカビル（バラクルード®），アデホビル（ヘプセラ®），テノホビル（テノゼット®），ラミブジン（ゼフィックス®）などは抗HIV作用も有しており，不用意に単一の抗HBV薬で治療を始めてしまうと，HIV側の治療はモノセラピーになり，

高率にHIV薬剤耐性ウイルスを誘導してしまう

危険性があるということです（表1）．それを避けるためにもB型肝炎の治療前にはHIVのチェックが必要なのです．

表1　抗HBV薬と抗HIV薬との関係［文献2］『抗HIV治療ガイドライン（2015年3月）』より一部改変］

一般名	抗HBV薬 （商品名）	野生型HBV	YMDD変異	抗HIV薬 （商品名）
ラミブジン (3TC)	ゼフィックス®	有効	無効	あり （エピビル®）
アデホビル (ADV)	ヘプセラ®	有効	有効	なし
エンテカビル (ETV)	バラクルード®	有効 (0.5 mg)	有効 (1.0 mg)	なし
エムトリシタビン (FTC)		有効	無効	あり （エムトリバ®）
テノホビル (TDF)	テノゼット®	有効	有効	あり （ビリアード®）
Telbivudine		有効	無効	なし

YMDD変異：HBVラミブジン耐性変異

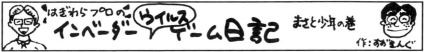
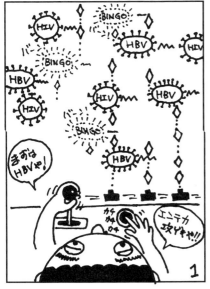
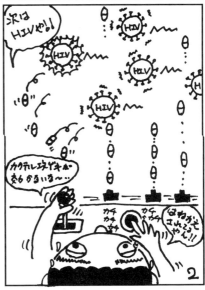
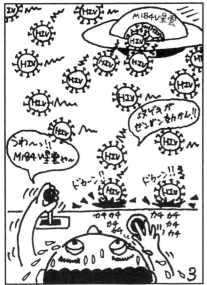
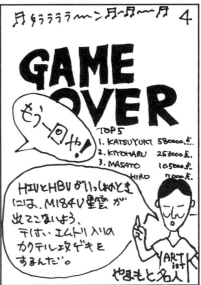

また，日本での **HBV ［Hepatitis B virus，B 型肝炎ウイルス］** 感染は，以前は genotype C が多かったのですが，最近は genotype A が増えています．2006 年 HIV 合併 B 型肝炎の調査では genotype A は 77 名中 58 名（75％）という報告でした[3]．genotype A の急性肝炎は，劇症化は少ないのですが，慢性化するケースが多いのが，特徴といえます．

リアル 2：B 型肝炎合併 HIV 感染者の ART レジメンに注意！

　逆に，HIV 感染者の抗レトロウイルス療法［anti-retroviral therapy；ART］（または抗 HIV 療法）開始前には，HBV のチェックをしておかなければなりません．その理由は HBV 合併を知らないで，ART を開始して，抗 HBV 作用の薬がラミブジンだけになってしまうと，ラミブジン耐性変異（YMDD 変異）株の HBV を誘導してしまう可能性があるということです．
　HIV ／ HBV 重複感染の場合は，

「HIV の治療」と「HBV の治療」を並行して行う

ことが必要です．その際の ART レジメンはバックボーンとして，テノホビル・エムトリシタビン（ツルバダ®）を選択することを覚えておきましょう．ツルバダは抗 HBV 作用をもった 2 剤が入っているので，HBV に対する治療も同時に行うことができます．もしツルバダが使用できず，バックボーンを変更するときは，HBV の再活性化に注意して，バラクルードを加えるなどの検討が必要です（表 2）．
　抗 HBV 作用のある薬剤を中止すると，HBV の再活性化により，重篤な肝細胞障害が生じることがあるため，患者さんには「投薬を勝手に中断しないように」と忠告しておくことが必要です．もしやむを得ず中断する場合は，注意深い監視が必要です[4]．

表2 HIV/HBV共感染患者に対するHIV治療の考え方［文献2）『抗HIV治療ガイドライン（2015年3月）』より一部改変］

	治 療 薬
推 奨	・NRTIとしてTDF+3TCを使用（AI） ・HBVの薬剤耐性化を防ぐために，3TC，TDF，FTCを単一の抗HBV薬として使用しない
代 替	・TDFの使用が好ましくない場合はETVを抗HBV薬として使用し，同時に十分なHIV抑制作用を持つ抗HIV治療を併用する（BI） ・3TC耐性のHBVを有する（または疑われる）患者では，ETVを0.5 mg/日から1.0 mg/日へ増量する ・あるいは，十分なHIV抑制作用を持つ抗HIV治療とともに「3TCまたはFTC」＋「ペグインターフェロンαまたはADV」を行う．しかし，HIV/HBV共感染者において，この組み合わせには十分なデータがない（BII）

TDF + FTC：テノホビル＋エムトリシタビン（ツルバダ®），TDF：テノホビル（ビリアード®，テノゼット®），FTC：エムトリシタビン（エムトリバ®），3TC：ラミブジン（エピビル®，ゼフィックス®），ETV：エンテカビル（バラクルード®），ADV：アデホビル（ヘプセラ®）

 リアル3：MSMでのHCV感染が増加！

　続いての注意点は，「MSMで**C型肝炎［Hepatitis C virus；HCV］**の感染が増加している」ということです．一般にHCVはそのほとんどが血液感染であり，異性間性交渉では感染リスクは低く，調査では夫婦間感染率は0〜0.6%/年といわれています．複数パートナーとの性交渉では0.4〜1.8%/年と高くなります．MSMの間では感染率は決して低くはありません．これは

MSMのハイリスクな性交渉が原因

と考えられています．2007年度の全国調査の報告では**4,877人のHIV感染者のうち，935人（19.2%）が抗HCV抗体陽性**で，780人（16.0%）がHCV-RNA陽性と報告しています．感染経路別の集計ではMSMのHIV感染者2,730人中114人（4.2%）が抗HCV抗体陽性で98人（3.6%）がHCV-RNA陽性でした[5]．日本の献血者集団のHCV抗体陽性率が0.44%であるのに比較すれば，「かなり

高い」ことがわかります[6]. このことからも MSM のコミュニティに感染が広まって，HCV 患者が増加していることが考えられます. さらに HCV の治療により**ウイルス持続陰性［sustained viral response；SVR］**になっても，C 型肝炎の再感染を起こすという報告もあり，注意が必要です.

HIV と HCV の同時治療は可能です. しかし，薬剤相互作用や肝毒性に注意し，HCV 治療を開始する際には，ART レジメンを見直して（場合によっては）変更も検討します. ただし，HCV 治療薬が急速に進化しているため，薬剤相互作用については，各薬剤の情報を入手して確認する必要があります. AIDS*info* ウェブサイト（http://www.aidsinfo.nih.gov）には，最新の情報がアップされていますので，ぜひ参考ください.

コラム塾 3　HIV 感染者の肝炎ワクチン

『HIV 治療ガイドライン（2016 年 3 月）』では，A 型肝炎と B 型肝炎の感染予防として，HA 抗体陰性の HIV 感染者に A 型肝炎ワクチンを，HBs 抗原陰性，HBs 抗体陰性の HIV 感染者（HBs 抗体価＜10 IU/mL）に対しては B 型肝炎ワクチンを，通常スケジュール（0，1，6 カ月）で接種することを推奨しています（AII）.

HBc 抗体単独陽性の場合は，HBV-DNA が陰性であれば，ワクチン接種を行う必要があるとしています（BII）. ただし，HIV 感染者では非感染者に比べて抗体獲得率が低く，一連のワクチン接種を終了してから 1 カ月後の HBs 抗体価が 10 IU/mL 未満であれば，もう 1 クール接種することが推奨されています（BII）.

CD4 数が 350 個/μL を上回る HIV 感染者には，2 倍量の B 型肝炎ワクチンを通常スケジュール（0，1，6 カ月）で接種することで，抗体獲得率が上昇するという報告もあります（CIII）[4].

肝炎をともなう HIV 感染症のマネジメントを伝授します

1. HBV と HIV はそれぞれの合併に注意！
2. 不用意な治療は HBV や HIV の薬剤耐性化を招く!!
3. MSM のハイリスクな性交渉が HCV 増加の一因か？

● 文献

1) Koike K, Kikuchi Y, Kato M, et al.: Prevalence of hepatitis B virus infection in Japanese patients with HIV. Hepatol Res 2008; 38: 310-314.
2) 平成 27 年度厚生労働科学研究費補助金エイズ対策研究事業（エイズ対策政策研究事業）HIV 感染症及びその合併症の課題を克服する研究班：抗 HIV 治療ガイドライン（2015 年 3 月）.
3) Yanagimoto S, Yotsuyanagi H, Kikuchi Y, et al.: Chronic hepatitis B in patients coinfected with human immunodeficiency virus in Japan: a retrospective multicenter analysis. J Infect Chemother 2012; 18(6): 883-890.
4) https://aidsinfo.nih.gov/contentfiles/lvguidelines/adultandadolescentgl.pdf.
5) Koike K, Tsukada K, Yotsuyanagi H, et al.: Prevalence of coinfection with human immunodeficiency virus and hepatitis C virus in Japan. Hepatol Res 2007; 37: 2-5.
6) Tanaka J, Koyama T, Mizui M, et al.: Total numbers of undiagnosed carriers of hepatitis C and B viruses in japan estimated by age- and area-specific prevalence on the national scale. Intervirology 2011; 54: 185-195.

その3
各症例から見つけるHIV
3. 呼吸器症状

HIV 診療の Real Pearl

- リアル1：PCP，結核（抗酸菌）に注意しよう
- リアル2：非HIV疾患で頻度の高い疾患も忘れない
  （細菌性肺炎など）
- リアル3：非感染性疾患も含めて適切な診断を行おう
- リアル4：診断は1つだけとは限らない．
  複数の病態が合併する可能性も考えよう

■ 症　例

20歳代男性．4週前から発熱あり，2週前より労作時の呼吸困難が出現．HIV感染症が判明した．CD4 24/μL．肺野にすりガラス影と一部結節影を認めた．

　HIV感染者で呼吸器症状を呈する症例は多く，診断のきっかけとなることも多い領域です．ふだん見慣れない日和見感染症や合併症も含まれるため，難しく感じることもありますが，基本的な診療の姿勢（感染症診療の原則）ができていれば，乗り越えることができると思います．代表的なHIV関連呼吸器疾患は表1のとおりです．

　HIV感染症に合併する肺疾患で，特に重要なのは，**ニューモシスチス肺炎** [*pneumocystis jirovecii* pneumonia；PCP] と**結核** [tuberculosis；TB] です．画像診断が典型的とならないことも多く，除外には使えませんが，診断を絞っていくうえでは役に立ちます（表2）．

表1 代表的な HIV 関連呼吸器疾患

	典型的な症状・経過	検査の特徴	診　断	治　療
PCP	数週の発熱・乾性咳嗽・労作時呼吸困難	CD4＜200/μL（発症例は 100 以下が多い）LD，β-D グルカン上昇	喀痰の Grocott 染色・PCR 法，気管支鏡検査	ST 合剤
細菌性肺炎	比較的急性の咳嗽・胸痛・発熱	CD4 値に関係なく発症	喀痰・血液培養	抗菌薬
結　核	発熱・寝汗・体重減少	CD4 値に関係なく発症	喀痰・血液培養	抗結核薬 4 剤併用
非結核性抗酸菌症（特に MAC）	発熱（非特異的）	播種性 MAC 感染症は CD4＜50/μLに多い	喀痰・血液培養	マクロライド系を含む多剤併用療法
真菌感染（クリプトコッカスやアスペルギルス）	危険因子による（流行地への渡航・免疫不全や肺気腫など）	CD4＜100/μL に多いクリプトコッカス血清抗原は有用	生検	抗真菌療法
肺カポジ肉腫	画像所見に比べ症状は少ない	CD4＜200/μL に多い	気管支鏡検査	化学療法
悪性リンパ腫	腫瘍を形成すると胸水など	CD4＜200/μL に多いLD，可溶性 IL-2 受容体	生検	化学療法
うっ血性心不全	呼吸困難（PCP と鑑別困難）	心拡大・BNP 上昇	心エコー・心筋生検	原疾患によるが，HIV 関連なら ART
肺高血圧症	下腿浮腫・呼吸困難		心エコー	利尿剤・HIV 関連なら ART

PCP（ニューモシスチス肺炎），MAC（*Mycobacterium avium* complex）

表2 肺画像所見と代表的な疾患［文献2）より一部改変］

画像所見	疾患
浸潤影	細菌性肺炎・抗酸菌症・真菌症・悪性リンパ腫・器質化肺炎・肺がん
すりガラス影	PCP・抗酸菌症・ウイルス性感染（CMV）・非定型肺炎・LIP・NSIP・肺水腫
結節影（1 cm以下）	小葉中心性・tree-in-bud 分布 　➤ 細菌性肺炎・ウイルス性肺炎・抗酸菌症・真菌症・LIP リンパ管周囲分布 　➤ サルコイドーシス・LIP・がん性リンパ管症 粟粒分布 　➤ 結核・抗酸菌症・真菌症・トキソプラズマ・転移性病変
結節影（1 cm以上）	悪性リンパ腫・肺がん・転移性病変・抗酸菌症・真菌症・敗血症性塞栓
空洞性病変	細菌性肺炎・肺膿瘍・抗酸菌症・真菌症・敗血症性塞栓症・がんによる壊死性病変・悪性リンパ腫
嚢胞性病変	PCP・LIP
気管支血管束周囲病変	カポジ肉腫・悪性リンパ腫・がん性リンパ管症・LIP・サルコイドーシス

PCP（ニューモシスチス肺炎），CMV（サイトメガロウイルス），LIP（リンパ球性間質性肺炎），NSIP（非特異性間質性肺炎）

リアル1：PCP，結核（抗酸菌）に注意しよう

■ ニューモシスチス肺炎（PCP）

PCPについては，その4-1で触れるので詳細は割愛しますが，

PCPはAIDS指標疾患の中で最も多い

疾患です．東京医科大学病院のAIDS発症で入院した症例でも40%近くを占めています．CD4低値の症例では発症しているか，いずれは発症するものと考えておくとよいでしょう．典型例や非典型例を含めて知っておく必要があります．非HIV感染症の免疫不全症例でもPCPを経験することが多くなっており，馴染みのある方も多いかと思います．しかし**HIV感染者と非HIV感染者ではPCPの発症様式や治療期間が異なる**点があり注意が必要です（表3）．緩徐に発症するため，患者さんもぎりぎりの状態になるまで我慢してしまう症例も多く，現時点でも致死的となる疾患です．治療開始後に低酸素血症が悪化する症例もあるため，注意して診療しましょう．

表3 HIV関連PCPと非HIV-PCPの違い

	HIV-PCP	非HIV-PCP
経過	緩徐（1〜2カ月）	急速（〜1週間）
病原体の量	菌量が多い	菌量は少ない
危険因子	CD4 < 200/μL	免疫不全
治療	3週	2週
予後	比較的良好	不良

■ 結核（TB）・非結核性抗酸菌症
（nontuberculous mycobacterium infection）

　結核も重要な鑑別疾患の1つです（図1）．**HIV 感染症は結核発症の最大の危険因子**とされています．細胞性免疫不全により肉芽腫を形成できないため，CD4低値の症例では典型的な所見（空洞影など）をとらないことが多いです．一次結核（リンパ節結核・粟粒結核）の形式をとることが多く（図2），印象としては呼吸器疾患というよりも，全身性の熱性疾患・リンパ節腫脹として発症するイメージが強いです．

　検査においても塗抹検査やツベルクリン皮内反応・クォンティフェロン™やT-SPOT™などのインターフェロンγ遊離試験（interferon-gamma release assay；IGRA）が「偽陰性」となりやすく，

結核は否定することが難しい疾患

です．検査においては培養やPCR検査に頼る部分が大きいです．疑った場合は積極的に培養検査を実施しましょう．血液培養も陽性となることが多いです．治療については非HIV症例と同じです．**免疫再構築症候群 [immune reconstitution inflammatory syndrome：IRIS]** が強い症例もあるため，HIVの治療を開始したあとも注意する必要があります．

　非結核性抗酸菌の中では肺病変を呈するものに *Mycobacterium kansasii* があります．肺結核のような空洞影を形成することがあります．*Mycobacterium avium-intracellulare* complex（MAC）も代表的な病原体ですが，肺病変よりも播種性MAC感染症が多い印象です．CD4低値の発熱の場合は，抗酸菌の血液培養検査を積極的に考慮したほうがよいでしょう．

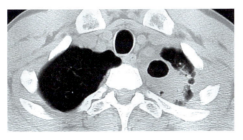
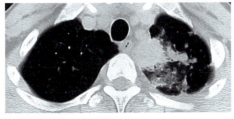

図1 肺結核．CD4数 640/μL，ART実施中．発熱・咳嗽のため受診．左肺上葉に気道散布性陰影および空洞影を認めた．喀痰培養で結核菌陽性，肺結核と診断

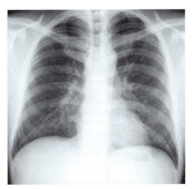
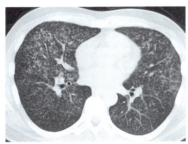

図2 AIDS症例の結核．CD4数 65/μL，ART未実施．発熱，全身倦怠感のため入院．血液培養で結核菌陽性であり，粟粒結核と診断

リアル2:非HIV疾患で頻度の高い疾患も忘れない (細菌性肺炎など)

■ 細菌性肺炎(bacterial pneumonia)

　HIV感染者では細菌感染も頻度が高く,肺炎球菌やインフルエンザ桿菌,緑膿菌なども原因病原体として重要です.反復性肺炎はAIDS指標疾患に含められていますが,肺炎球菌性肺炎を繰り返す症例などもHIV感染症が背景にないか,考えるべきポイントです.急性に発症することが多く,画像診断上は非HIV感染者と特に変わらないため,診断は難しくはありません(図3).ただし,全体的な傾向として,菌血症など全身への拡大も起こりやすいです.肺炎球菌肺炎でも血液培養が陽性となる症例も多いため,積極的に血液培養を実施する価値があ

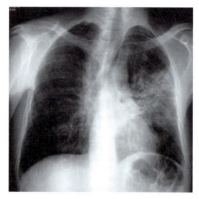

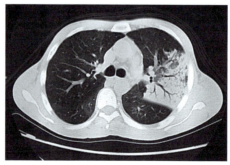

図3　細菌性肺炎.40歳代男性,CD4数 13/μL,血液培養で肺炎球菌が陽性となった

ります．治療は特に非 HIV 感染者の場合と変わりません．

ほかに重要な病原体としてノカルジアやロドコッカスが挙げられます．これらも播種性病変をとることもあり，喀痰だけでなく血液培養検査が手掛かりになる可能性があります．

■ クリプトコッカス症（cryptococcosis）・アスペルギルス症（aspergillosis）

HIV 感染者の場合，**クリプトコッカス症は高率に髄膜炎を合併**するため，疑われる場合は必ず腰椎穿刺で評価する必要があります．肉芽腫を呈することが多いですが，初期の場合は浸潤影や空洞影を呈することもあります．アスペルギルス症も見られますが，肺気腫などの肺の構造的な異常をもつ症例や好中球減少などの免疫不全をともなう症例に多い印象があります．CD4 低値の発熱の際には，血清クリプトコッカス抗原の検査も感度がよく実施する価値があります．

■ 地域流行性真菌症

重要な鑑別疾患ですが，これは患者さんの**生活歴・渡航歴**に大きく影響を受けます（表4）．流行域の滞在歴がなければ考える必要はないでしょう．ヒストプラズマ症やコクシジオイデス症は細菌検査室で感染が拡大するおそれもあり，専門機関に培養を依頼する必要があります．渡航歴や所見から強く疑う場合は，組織診断から近づいていくことが現実的な対応と考えます．

表4 HIV 感染症における輸入真菌症

	病原体	流行地域	症状
ヒストプラズマ症	Histoplasma capsulatum	米国中央部・中南米・東南アジア・オーストラリア・ヨーロッパ	咳嗽・胸痛・皮疹
コクシジオイデス症	Coccidioides immitis	米国中西部・中南米	咳嗽・発熱・胸痛・皮疹
ペニシリウム症	Penicillium marneffei	ベトナム・中国・タイ・マレーシア	皮疹（中心に壊死をともなう丘疹）
ブラストミセス症	Blastomyces dermatitidis	北米ミシシッピ川流域	咳嗽・喀痰・皮疹

リアル3：非感染性疾患も含めて適切な診断を行おう

■ 非感染性疾患（non-communicable diseases）

　HIV関連の呼吸器症状の原因は感染症ばかりとは限りません．うっ血性心不全（図4）や肺高血圧症も非HIV感染者と比較して多く認められます．また腫瘍性疾患としてはカポジ肉腫（図5）や悪性リンパ腫，肺がん（図6）なども重要な鑑別疾患です．間質性肺炎，特に**リンパ球性間質性肺炎 [lymphocytic interstitial pneumonia；LIP]** もしばしば合併が報告されています．PCPと鑑別が難しく，HIVに対する治療を行うだけで改善することも多いです．

　診断の際には，可能な限り生検などの組織診断を行っていくことを念頭におくべきだと考えます．ただ，これはHIV感染症に限定した話でもないので，通常の診療のアプローチと大きく変わるところはありません．HIV関連の心筋症や肺高血圧症，LIPはHIVに対する治療を行うことで改善することもあるため，症状によってはHIVの治療を進めることを優先してもよいと思います．

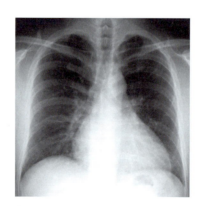

図4　うっ血性心不全．30歳代男性．10年前にHIV感染症指摘されるも受診中断．呼吸困難あり受診．LVEF 21％，BNP 353 pg/mLで心筋生検実施しHIV関連拡張型心筋症の診断．ART実施し増悪なく経過した

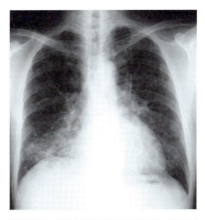
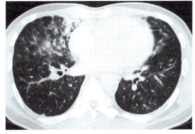

図5 カポジ肉腫. 40歳代男性. CD4数 114/μL. 呼吸困難, 左下腿にカポジ肉腫あり. 気管支鏡で気管内腔にカポジ肉腫病変あり

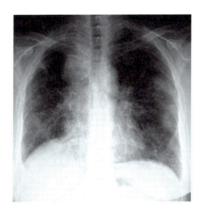

図6 肺がん. 40歳代女性. HIV感染症でARTを実施し経過安定していた. 1カ月前から呼吸困難あり. 右肺上葉腺がんあり. 肝・骨転移あり stage IVであった

**リアル 4：診断は 1 つだけとは限らない，
複数の病態が合併する可能性も考えよう**

　HIV 感染症の診療は独特な「間」があるように思います．免疫不全が高度な例では炎症が弱くゆるやかに発症する傾向があるため，時間的な猶予が稼げる一方で，次から次へと疾患が見つかっていく，ということも経験します．**1 つ診断して治療を開始してもそれだけで安心せずに，注意して経過を見る必要**があります．IRIS を発症して，初めてわかる併存疾患もあります．HIV 治療を開始して安定するまでは安心はできません．肺病変に関しても，治療の経過に応じて画像などのフォローを行うことが重要です．

 呼吸器症状をともなう HIV 感染症のマネジメントを伝授します

 頻度の高い PCP と非典型的な発症をする結核に注意しよう
 HIV 関連疾患に限定せず，広く鑑別疾患を挙げよう
 非感染性疾患の頻度も高いことを念頭に置こう
 複数の疾患の合併にも対応できるよう慎重に経過を追っていこう

●文献
1) John E. Bennett, Raphael Dolin, Martin J. Blaser：Mandell, Douglas, and Bennett's Principles and Practice of Infectious Diseases 8th ed ELSEVIER. 2014;1558-1566.
2) Lichtenberger JP 3rd, Sharma A, Zachary KC, et al: What a differential a virus makes: a practical approach to thoracic imaging findings in the context of HIV infection–part 1, pulmonary findings. AJR Am J Roentgenol. 2012; 198(6): 1295-304.
3) ニューモシスチス肺炎研究会編：ニューモシスチス肺炎のすべて．克誠堂出版，2014.
4) 大曲貴夫・上田晃弘・藤田崇宏・岸田直樹・荒岡秀樹・相野田祐介編：免疫不全者の呼吸器感染症．南山堂，2011；75-81.

コラム塾 4　呼吸器疾患のポイント

● **感染管理をどうするか？**

　HIV 感染者の診療を行う際に，結核の可能性は常に問題となります．「非典型例が多い」「塗抹陰性で，培養が陽性となる例が多い」ことを考えると，呼吸器症状で入院となる症例は，陰圧室あるいは個室で管理するのが望ましいでしょう．東京医科大学病院では病床の都合もあり，塗抹で 3 回「陰性」であれば，隔離解除としています．PCP については，ヒト-ヒト感染に関する報告もあり，今後は隔離が必要とされるかもしれません．現時点で明確にいえないことも多く，症例や状況に応じて判断する必要があると思います．

● **外国人感染者の対応**

　HIV 診療の際は，外国人の感染者の方を診療することも多いと思います．結核の高蔓延域に住んでいた方を診療する際は，特に注意して診療する必要があります．「言葉の問題」や「HIV 治療をどこで行うのか」「母国で行うのか」「制度をどう活用するのか」など，対応する領域は多岐にわたります．医療ソーシャルワーカー（MSW）とも連絡して対応しましょう．

● **免疫再構築症候群（IRIS）**

　HIV 治療開始後に日和見疾患の活動性が増悪して発症することがあります．結核や CMV，クリプトコッカスなどは比較的強い炎症を呈することがあり，注意が必要です．カポジ肉腫も IRIS が起きることがあります（図 7）．これらの疾患を発症している症例の ART 開始時期やその後の管理は，非発症例よりも注意深く経過を見るとよいでしょう．

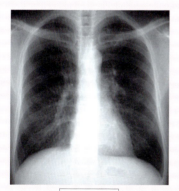

ART 実施前

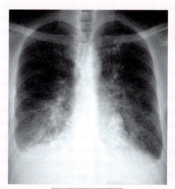

ART 開始 4 週

図 7　カポジ肉腫（IRIS）．40 歳代男性．CD4 数 13/μL，HIV-RNA 260,000 コピー /mL．ART 開始後に呼吸困難あり，肺野陰影と胸水が出現．気管支鏡検査実施し，カポジ肉腫に対する免疫再構築症候群と診断した

その4 日和見感染症のプライマリケア的マネジメント
1. PCP（ニューモシスチス肺炎）

HIV診療の Real Pearl

- リアル1：まずは「HIVの可能性」を常に想起するべし
- リアル2：「呼吸音や胸部レントゲンに異常なし」で，PCPを否定しない
- リアル3：診断は気管支鏡が理想．β-Dグルカンなども参考に
- リアル4：治療ではステロイドの使用も考慮すべし
- リアル5：PCPの治療経過中の呼吸苦・胸痛に注意するべし
- リアル6：CD4は低値である！
  日和見感染症の予防と眼底のチェックを行うべし

リアル1：まずは「HIVの可能性」を常に想起するべし

　HIV感染者が呼吸器症状や発熱を主訴に来院した場合，「CD4値が200/μL以下」であれば，皆さんも，まずPCP［*Pneumocystis jirovecii* pneumonia，ニューモシスチス肺炎］を鑑別の筆頭に挙げることでしょう．なぜなら，

AIDS指標疾患のうち，最も頻度の高い疾患がPCP

だからです．しかし，総合診療の先生方は「HIV感染症の有無が不明な状態」で，

患者さんを診察することが多いと思います.

その際の免疫低下を疑う Key として,免疫低下を示唆する既往歴がないか(帯状疱疹など)確認することと,**身体診察で口腔カンジダ症などを的確に見つけ,免疫低下状態を認識する**ことが肝要です.免疫低下した状態であることを認識できれば,多くの先生方に PCP が鑑別疾患として想起されることでしょう.

リアル 2:「呼吸音や胸部レントゲンに異常なし」で,PCP を否定しない

■症 例

○ 30 歳代,男性
○主　訴:労作時呼吸困難
○現病歴:1 カ月前より労作時呼吸困難を認めた.2 週間前には発熱・咳嗽も認め,近医にてアジスロマイシン(ジスロマック®)やカルバペネム(メロペン®)などを投与されたが改善せず,当院紹介となった.身体所見:体温 37.8 ℃,血圧 112/78 mmHg,脈拍 85 回/min,呼吸数 25 回/min,SpO$_2$ 92%(室内気).口腔内:白苔を認める.頸部リンパ節:両側腫脹を認める.呼吸音:異常なし.心音:整,雑音なし.腹部その他に異常を認めない
○既往歴:梅毒,急性 A 型肝炎,慢性 B 型肝炎

✓ 疑えば CT をためらわない

この症例のように,PCP の患者さんでは「胸部レントゲンを撮影しても明らかな異常が認められない」ことをしばしば経験します(図 1).PCP を疑うのであれば,ためらわず CT も撮ってください(図 2).

「あっと驚く」ことがあります

なぜなら典型例の場合に本症例のように末梢がスペアーされた「すりガラス影」を認めるからです.さらに PCP の画像としては,囊胞を形成する場合(図 3)など,多様な所見を呈します.

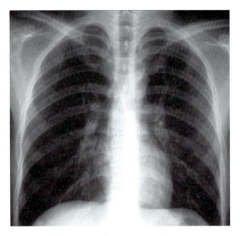

図1 症例の胸部X線．PCPの患者では「胸部レントゲンを撮影しても，明らかな異常を認めない」こともしばしばある

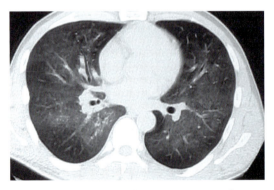

図2 症例の胸部CT．本症例のように，末梢がスペアーされたすりガラス影を認める．末梢の肺野は保たれている

　診断を進めていくうえで（話の順序は逆ですが），身体所見について考えましょう．**PCPの患者さんでは，大量の酸素が必要な状態でも，肺の聴診で異常を認めないことがほとんどです**．その後にCTを見て，身体所見とCT画像との乖離に

再び「驚かされます」

　HIV感染者のPCPでは，一般診療の常識から外れることもあるため，これらの点は注意が必要です．

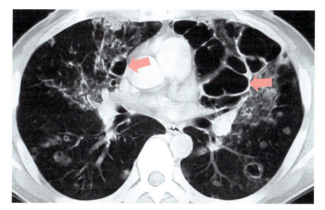

図3 PCP患者の囊胞陰影主体のCT像.（矢印）囊胞形成

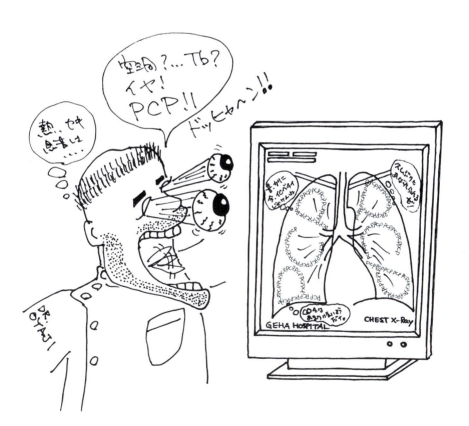

1. PCP（ニューモシスチス肺炎）

🎗 リアル3：診断は気管支鏡が理想．
β-Dグルカンなども参考に

　PCPが想起されたとき，確定診断のために行う検査は「気管支鏡」です．**1**気管支鏡による気管支肺胞洗浄（bronchoalveolar lavage；BAL）を行い，**2** Diff-Quik® 法（ギムザ染色の簡易法）あるいは病理にてグロコット染色を行い，確定診断を行うことがゴールドスタンダードです．

PCPの診断のためのゴールドスタンダード

■通常は，
1 気管支鏡によるBALを行い
2 Diff-Quik® 法あるいは病理にてグロコット染色を行い，確定診断を行う

■気管支鏡が困難な場合，以下の補助的な検査を参考にする
3 PCPを示唆するいくつかの典型的なCT像
4 LDH，KL-6の上昇
5 β-Dグルカンの上昇

　ただし，確定診断のために治療を遅らせることは好ましくありません．さまざまな状況で気管支鏡を行うことが困難な場合（あるいは施設）があり，その際は **3** PCPを示唆するいくつかの典型的なCT像とともに，**4** LDH，KL-6の上昇や，**5** β-Dグルカンの上昇[1]などの補助的な検査を参考にして，治療を始めることも現実的な対応と考えます．

　しかし注意点としては，β-Dグルカンはあくまで補助的な検査であることを認識する必要があります．「β-Dグルカンが陰性だからPCPは否定」，あるいは「陽性だからPCPの確定診断，というわけではない」ことを認識しながら治療を進めていく必要があります．また，β-Dグルカンはフォローアップとしては用いることができません．その点もきちんと確認しましょう．

　また，痰のPCR（polymerase chain reaction，ポリメラーゼ連鎖反応）法も有効ですが，環境中に存在している点や感度が低い点など注意を要します．

リアル 4：治療ではステロイドの使用も考慮すべし

✓ バクタ®とともに酸素化によってはステロイドも考慮する

　PCP の治療の第一選択は ST 合剤（バクタ®経口治療が困難な場合は，バクトラミン®での点滴静注）です．PaO_2 が 70 mmHg 以下，あるいは A-a gradient（肺胞気動脈血酸素分圧較差）が 35 mmHg 以上の場合は，ステロイドを併用します．

　感染症であるのに，免疫が低下した状況なのに，「なぜ，ステロイド？」という疑問がわく方も多いと思います．一般に PCP は Pneumocystis jirovecii の直接的な影響というよりも，P. jirovecii によって引き起こされた免疫反応の影響が大きいといわれています．また，PCP が重症であればあるほど免疫反応の要素が大きく，その免疫反応を抑えるためにステロイドが投与されます．通常，プレドニゾロン（プレドニン®）を day 1〜5：40 mg/ 回 朝夕食後，day 6〜10：40 mg/ 回 朝食後，day 11〜21：20 mg/ 回 朝食後の 21 日間にて終了[2] としていますが，完全にこのプロトコルに固執してしまう必要はないと思います．

　ここで，話は少し逸れますが，次のような患者さんで，PCP が鑑別として挙がっていなかったらどうなるでしょうか？

- CT ですりガラス影があり，
- LDH と KL-6 が上昇している状態

　そうです，「間質性肺炎の診断」になってしまうのです！　そこでステロイドパルスが開始され，上記のステロイドの効果でいったんよくなったように見えます．

しかし…，ステロイドパルスのみでは悲しい結果

となってしまいます．振り出しに戻りますが，やはり「最初の段階で免疫低下を疑えるか」「PCP という鑑別を挙げられるか」，あるいは「間質性肺炎と診断する手前で立ち止まって考えられるか」といった点が鍵となります．

✔ バクタの薬疹・薬剤熱に注意する

　バクタの副作用を知っていますか？　バクタを開始して10日前後にしばしば「薬疹」あるいは「薬剤熱」が出現します．HIV感染者は薬物アレルギーを生じやすい点と，先に記したプレドニンが減量される時期も影響しているものと考えられます．したがって，特にその頃に，熱源不明の発熱を認めた場合は，薬剤熱の可能性も考慮する必要があります．また，バクタの「腎機能障害・電解質異常」にも注意しましょう．

✔ バクタ以外の治療と治療期間なども理解しよう

　治療の第二選択としては中等症～重症の場合は，ペンタミジン（ベナンバックス®）の点滴があります．ただしベナンバックスには耐糖能障害や心電図異常などの副作用があり，これらを適宜モニターする必要があります．

　また，ベナンバックスはPCPの「予防」として吸入で使用されることがありますが，PCPの「治療」として吸入は用いません．「治療」として用いる場合は，経静脈的に用います．この点はきちんと区別しましょう．

　症状が軽症の場合，アトバコン（サムチレール®）を用いることも可能です．ただし，バクタに比べてサムチレールはPCPに対する効果が劣り[3]，ステロイドを必要としない程度の重症度のPCPへの使用が適切と考えます．

　治療の詳細については表1を参照ください．

表1　PCPの治療薬剤

① バクタ®あるいはバクトラミン®： 　　経口内服の場合（バクタ　3～4錠/回　1日3回） 　　静注治療の場合（バクトラミン　3～4A/回　1日3回8時間毎） ② ベナンバックス®： 　　3～4 mg/kgを1日1回点滴 ③ サムチレール®： 　　1包（750 mg）/回　1日2回食後内服

PaO$_2$が70 mmHg以下，あるいはA-a gradientが35 mmHg以上の場合，プレドニン®：day 1～5：40 mg/回　朝夕食後，day 6～10：40 mg/回　朝食後，day 11～21：20 mg/回　朝食後の21日間内服

さて HIV 感染者における PCP では，一般に治療に対する反応が遅い傾向にあります．したがって米国保健福祉省（DHHS）のガイドラインでも，少なくとも治療開始 4 ～ 8 日を経過してから治療効果を判定することが推奨されています[4]．

もちろん治療期間もきちんと確認します．前述のどの薬剤を治療に用いても，**HIV 感染者における PCP の標準的な治療期間は 3 週間です**．重症である場合は，それ以上の投与も十分に考慮します．柔軟な対応が必要です．注意すべき点は，非 HIV 感染者での PCP では標準的な治療期間は 2 週間となっており，「非 HIV 感染者と HIV 感染者では PCP の治療期間が異なる」ことにも留意すべきです．

リアル 5：PCP の治療経過中の呼吸苦・胸痛に注意するべし

治療経過中に注意すべきこと，その 1 つがバクタの薬疹・薬剤熱でしたね．ではバクタ，あるいはベナンバックスにて呼吸状態が改善傾向であったにも関わらず，突然の呼吸状態の悪化や胸痛があった場合はどうでしょう？　PCP 治療中という状況下で，まず何を考えますか？

図 4 をご覧ください．この患者さんは，縦隔気腫・皮下気腫となりました．破れる場所によって，もちろん気胸にもなり得ます．予防することは困難ですが，たとえ PCP の経過が良好だとしても，**気胸・縦隔気腫などの発症に注意して経過観察していく必要があるのです．**

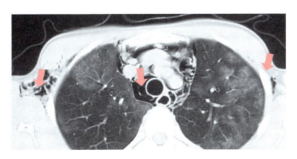

図 4　症例の皮下・縦隔気腫を呈した CT 像．（矢印・中央）縦隔気腫，（左右矢印）皮下気腫

リアル6：CD4 は低値である！　日和見感染症の予防と眼底のチェックを行うべし

　PCP の患者さんは，基本的に「CD4 数が 200/μL 未満」です．CD4 数が 100/μL 未満であれば，PCP 治療中に早めの**眼底チェック**を眼科に依頼しましょう．サイトメガロウイルス網膜炎が見つかる可能性があります．

　また，CD4 数が 50/μL 未満の際は，同様に PCP 治療中から**非結核性抗酸菌症の予防**も併せて行ってください．アジスロマイシン（ジスロマック®）あるいはクラリスロマイシン（クラリス®）での一次予防となります．

　そして PCP が治癒したら，大切なことはこちらも PCP 予防です．正確には**PCP の二次予防**ですね．PCP は治癒しても CD4 数は依然として低値でリスクは高いままです．CD4 数が 200/μL 以下の場合はバクタでの予防内服が必要です[4]．バクタを使用できない場合は，サムチレールの内服や 2〜4 週間ごとのベナンバックスの吸入により，予防を行うことが重要です．もう一度いいます．

ベナンバックス
PCP の治療の際は「点滴静注」，予防の際は「吸入」

です．

　いずれにしても，3 カ月以上 CD4 数が 200/μL 以上となるまで，表 2 のどれかの二次予防が必要です．

表2　PCP の予防

一次予防（CD4 数が 200/μL 未満の場合，または口腔カンジダ症がある場合は，予防を行う） 二次予防（CD4 数が 200/μL 以上を 3 カ月維持するまでは，予防を行う）
1. バクタ®：1 錠/日　1 日 1 回 2. ベナンバックス®：チロキサポール（アレベール®）4.6 mL ＋プロカテロール（メプチン®）0.3 mL を吸入後，ベナンバックス 300 mg ＋蒸留水 10 mL を吸入＊　2〜4 週間ごと 3. サムチレール®：2 包（1,500 mg）　1 日 1 回食後内服 ＊この吸入法は，施設によって多少の違いがあるが，何らかの気管支拡張剤の使用が望まれる

コラム塾 1　HIV 感染者をほとんど見ていなかったときに感じた疑問

本コラムの内容は，明確な決まりはないので，1 つの考えとして解釈ください．

Q1：何らかの手術で ART を中止せざるを得ないが，大丈夫ですか？

A1：基本的にすべての ART を中止です．ただし ART 開始直後で，まだウイルスコントロールが不十分な患者さんは「耐性化の懸念」があるので，可能であれば手術を延期したいところです．

Q2：上部消化管内視鏡のとき，ART はどうしていますか？

A2：もともと朝 7 時などに飲んでおられた場合は，食事に関係なく内服可能な ART であれば，6 時頃（あるいは，それ以前）に内服してもらっています．食後内服が必要な場合は，内視鏡が終わり，食後に内服も十分許容範囲と考えています．

Q3：ウイルスコントロールが良好な患者さんに対し，飲みやすさなどを考慮して ART 薬を変更していいのでしょうか？

A3：薬剤耐性などの問題がある患者さんであれば話は別ですが，基本的に適応があれば，ガイドラインの第一選択薬に変更して問題ありません．1 日 1 回の内服，副作用・薬物相互作用の少ない ART など，アドヒアランスが向上しうる ART であるほうが，よいと考えます．

日和見感染症のプライマリケア的マネジメント（PCP）を伝授します

1. PCP を疑えば，必ず CT 撮影を！
2. 診断は気管支鏡が理想だが，β-D グルカンや CT 所見なども参考に
3. 治療はバクタ，酸素化によってはステロイドも必要
4. PCP 治療中の気胸・縦隔気腫に注意しよう
5. 日和見感染症の予防や眼底のチェックを忘れずに

●文献
1) Sax PE, Komarow L, Finkelman MA, et al : Blood (1 → 3)- β -D-glucan as a diagnostic test for HIV-related Pneumocystis jirovecii pneumonia. Clin Infect Dis. 2011 Jul 15;53(2):197-202.
2) Consensus statement on the use of corticosteroids as adjunctive therapy for pneumocystis pneumonia in the acquired immunodeficiency syndrome. The National Institutes of Health-University of California expert panel for corticosteroids as adjunctive therapy for pneumocystis pneumonia. N Engl J Med. 1990; 323 (21): 1500-1504.
3) Hughes W, Leoung G, Kramer F, et al : Comparison of atovaquone (566C80) with trimethoprim-sulfamethoxazole to treat Pneumocystis carinii pneumonia in patients with AIDS. N Engl J Med. 1993; 328 (21): 1521-1527.
4) https://aidsinfo.nih.gov/contentfiles/lvguidelines/Adult_OI.pdf. (Accessed on December 20, 2015)

その4
日和見感染症の プライマリケア的マネジメント
2. サイトメガロウイルス感染症・カポジ肉腫

HIV 診療の Real Pearl

- リアル1：高度の免疫抑制患者では1つの微生物，1つの感染臓器を診て安心しない
- リアル2：カポジ肉腫を診断したら「CD4 数は 200/μL 以下」
- リアル3：専門施設に相談すべきカポジ肉腫を見極める
- リアル4：CMV 感染症では障害臓器を探す
- リアル5：CMV 感染症を診断したら「CD4 数は 50/μL 以下」
- リアル6：「CD4＜50/μL」では CMV 網膜炎をチェックする

リアル1：高度の免疫抑制患者では1つの微生物，1つの感染臓器を診て安心しない

　サイトメガロウイルス感染症［Cytomegalovirus infection］とカポジ肉腫［Kaposi's sarcoma］は，HIV/AIDS の日和見感染症の中でも CD4 数がより低い（免疫抑制が強い）場合に起こります．「強い免疫抑制下の感染症＝重症・急激に進行する」というイメージがあると，容易に CMV 感染症とカポジ肉腫を見逃してしまう可能性があるため，本章では，実際の症例をもとに診断と治療の過程をたどります．

■症　例　2週間持続する下痢の精査を契機にHIV感染症と診断された30歳代男性

2週間持続する**下痢**にて消化器内科を受診し，下部消化管内視鏡を施行された．肛門周囲に**尖圭コンジローマ**の所見を認め，内視鏡担当医がHIV検査を提出した．

✓ 男性の肛門病変を見たらHIVを考える

　HIV感染症を疑う契機となる病歴・身体所見は，表1に示すようにいくつかありますが，肛門の潰瘍，尖圭コンジローマ様（乳頭状隆起の集簇）の病変を見つけたらHIV感染症を疑い，積極的に病歴聴取します．感染リスクがある場合は，HIVを含めた**性感染症**［sexually transmitted disease；STD］のスクリーニング検査を行うべきです．

■症　例　その後の経過…

HIV検査が**陽性**となったため，一般内科外来を紹介受診した．患者さんはMSM（men who have sex with men）であり，10歳代後半から男性との性交渉があった．**二期梅毒**の**既往歴**があったが，ほかのSTDの検査は行われていなかった．初診時の身体診察は表2のとおりで，体幹および頚部に**暗赤色の結節性病変**を認めた（図1）．

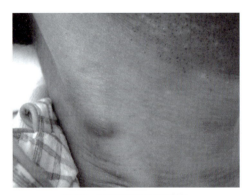

図1　右頚部の暗赤色結節

表1 HIV感染症を疑う契機［文献1）青木　眞：レジデントのための感染症診療マニュアル（第3版）．医学書院，表18-1, 2015より］

1：ぜひ検査を行うべき状況 1-1：病歴	2：検査を考慮してもよい状況 2-1：説明のできない全身症状
検査希望者 　男性同性愛者，両性愛者 　麻薬の注射の既往 　性感染症あるいは関連疾患の既往：梅毒，淋病，Chlamydia，単純ヘルペス，尖圭コンジローマ，Trichomonas，B型肝炎，（原因不明の外陰部潰瘍，直腸炎，精巣上体炎，子宮頸部炎，持続性子宮頸部異形成，骨盤内炎症性疾患の既往） 　性行為のパートナーがHIV感染症のリスクをもっている 　複数の性行為のパートナーをもつ 　性風俗産業/サービスの従事経験・利用経験 　輸血（1985年以前?） 　凝固因子製剤の使用（1985年以前?）	発熱 体重減少持続性下痢 持続性リンパ節腫脹
	2-2：皮膚疾患
	重症の脂漏性湿疹 重症の皮膚乾燥症 重症のブドウ球菌性の毛包炎 帯状疱疹 伝染性軟属腫 掻痒感の強い原因不明の丘疹
	2-3：皮膚粘膜疾患
	重症の膣カンジダ症 口角炎 慢性歯周炎 アフタ
1-2：臨床的に	**2-4：原因不明の臨床検査異常**
AIDS診断基準にある疾患に罹患している 性感染症，B型肝炎に罹患したことがある 結核である 口腔毛状白板症 口腔内カンジダ症 再発性細菌感染症 妊娠（有効な垂直感染防止法あり） レイプ被害者 医療従事者でHIV感染者の血液からの針刺し事故	急性レトロウイルス症候群を疑わせる病状：ヘテロフィル（異好抗体）陰性単核症，体幹の皮疹，無菌性髄膜炎，全身リンパ節腫脹（エピソードが最近であれば血清・血漿のHIV-RNAをPCRで測定．偽陽性の問題もあり陽性例では時間をおいて抗体検査を行う） 血小板減少 貧血 白血球減少症 腎機能障害（高尿素窒素血症，血清クレアチニン上昇） 血清LDH上昇 低アルブミン血症 高ガンマグロブリン血症 ツベルクリン反応陽性

〔Branson BM et al: Revised recommendation for HIV testing of adults, adolescents, and pregnant women in health-care settings. MMWR Recomm Rep 2006 55（RR14）; 1-17 を改変〕

表2 入院時現症

● 体温 37.0℃，血圧 123/69 mmHg，脈拍 93 回 /min，呼吸数 18 回 /min，SpO$_2$ 97%（室内気）
● 意識：清明
● 眼瞼結膜：貧血なし，眼球結膜：黄疸なし，充血あり
● 胸部・腹部：異常所見なし
● 下肢：浮腫なし
● 肛門部に集簇する乳頭状隆起（尖圭コンジローマを疑う）あり
● 顔面・背部・上腕・大腿・下腿に暗紫色の結節性病変が散在
● 神経学的所見：特記すべき異常なし

✓ 暗赤色の結節性病変を見たらカポジ肉腫を疑う．カポジ肉腫を見たらHIV感染症を疑う

　この患者さんではすでにHIV陽性と判明していたため，皮膚所見を診て比較的容易にカポジ肉腫と診断できました．HIV感染者は健常者と比べて20,000倍，ほかの免疫不全と比較しても300倍カポジ肉腫発症リスクが高いと報告されています[2) 3)]．

■ 症　例　続き…（血液検査）

なお，血液検査は以下のとおりです（表3）．

表3 初診時検査値

WBC	2,600/μL	AST	23 U/L	CD4	35/μL
Neutro	59.3%	ALT	12 U/L	HIV-RNA	850,000 コピー /mL
Lymph	17.8%	LD (H)	207 U/L	RPR	(−)
Hb	**10.4 g/dL**	CK	27 U/L	**TPLA**	**(+)**
Plt	21.6 万 /μL	ALP	207 U/L	HBs 抗原	(−)
TP	8.1 g/dL	Na	135 mEq/L	**HBs 抗体**	**(+)**
Alb	3.4 g/dL	Cl	102 mEq/L	**HBc 抗体**	**(+)**
BUN	9.8 mg/dL	K	4.3 mEq/L	HCV 抗体	(−)
Cr	0.78 mg/dL	Ca	8.3 mg/dL	尿タンパク	(−)
T-Bil	0.36 mg/dL	**CRP**	**0.5 mg/dL**	尿糖	(−)
				尿潜血	(−)

リアル 2：カポジ肉腫を診断したら「CD4 数は 200/μL 以下」

✔ カポジ肉腫を見たら「CD4 数 200/μL 以下」を想定する

　CD4 の数値によって，起こりうる日和見感染症をある程度予測することが可能です（図 2）．CD4 が 200/μL 以下になるとカポジ肉腫のリスクは大きく上がります．「CD4 数 200/μL 以下」「CD4 数 200〜349/μL」「CD4 数 350〜499/μL」に分け，「CD4 数 500/μL 以上」の群とカポジ肉腫発生リスクを比較したところ，率比（rate ratio）は 18.9，3.6，4.1 でした[4]．

> カポジ肉腫発生リスク（「CD4 数 500/μL 以上」）の群との率比
>
> - 「CD4 数 200/μL 以下」18.9 倍
> - 「CD4 数 200〜349/μL」3.6 倍
> - 「CD4 数 350〜499/μL」4.1 倍

✔ カポジ肉腫の診断「皮膚病変は視診で診断する」

　HIV 疾患の診療経験のある皮膚科医であれば，HIV 陽性者の特徴的な皮膚所見から診断可能です．実臨床では生検が省かれることも多いのですが，皮膚所見または経過が典型的でないときなどは「積極的に生検」を考慮すべきです．次項の症例で取り上げるような皮膚以外の臓器病変を疑うときは，生検が必要です．

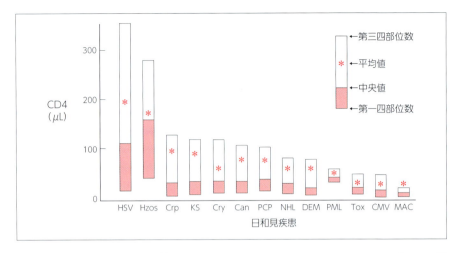

図2 CD4数と日和見疾患の関係［文献5）より改変］．HSV（単純ヘルペスウイルス感染症），Hzos（帯状疱疹），Crp（クリプトスポリジウム症），KS（カポジ肉腫），Cry（クリプトコッカス髄膜炎），Can（カンジダ性食道炎），PCP（ニューモシスチス肺炎），NHL（非ホジキンリンパ腫），DEM（AIDS認知症），PML（進行性多病巣性白質脳障害），Tox（トキソプラズマ脳炎），CMV（サイトメガロウイルス感染症），MAC（播種性MAC感染症），）．

リアル3：専門施設に相談すべきカポジ肉腫を見極める

✓ カポジ肉腫の治療の基本はART．「臓器病変があれば抗腫瘍薬を使用する」

　カポジ肉腫の治療の基本は，何といってもART［anti-retroviral therapy，抗レトロウイルス療法］（または抗HIV療法）です．カポジ肉腫を合併したHIV患者は「全例ARTで治療」されるべきであり，ART治療群と非治療群を比べたRCT（ランダム化比較試験）はありません[6]．

　プライマリケアでは，ペグ化リポソーマル型ドキソルビシン［pegylated liposomal doxorubicin；PLD］を用いた治療まで踏み込まなくてもよいかもしれませんが，ARTで改善しないとき（または悪化するときは）PLDの適応を考慮する必要があります．全身化学療法を要する場合は，HIV/エイズ診療拠点病院などの専門施設と連携を取るべきです．とりわけ次のような場合は「ARTのみでは

なく，化学療法を追加する必要があり」と認識する必要があります（図3）．

- 進行が早い
- 浮腫や疼痛が強い
- 肺病変
- 広範囲の内臓病変がある

　カポジ肉腫合併HIVの治療中も**免疫再構築症候群**［immune reconstitution inflammatory syndrome；IRIS］に注意する必要があります．特に気道・肺病変を合併している場合はIRISにより気道閉塞を起こすことがあり，「治療開始前後の気道症状はカポジ肉腫を思い浮かべる」べきです．治療の適応・治療後のIRISを考えるうえで，内臓病変（特に気道・肺病変）の存在を意識することが重要です．

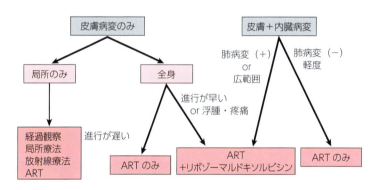

図3　カポジ肉腫治療のアプローチ［文献7）より一部抜粋］

カポジ肉腫は「皮膚だけに起こる疾患」ではない

40歳男性，呼吸困難で来院した無治療HIV陽性の患者さんにカポジ肉腫を疑う皮膚病変を認めた（図4）．胸部レントゲン写真で肺門部の透過性低下（図5），胸部CTでは右下肺に小結節をともなう浸潤影を認めた（図6）．

細菌性肺炎，ニューモシスチス肺炎（PCP），結核などを鑑別疾患にあげて，抗菌薬治療を開始した．初診時からセフトリアキソン（ロセフィン®），アジスロマイシン（ジスロマック®），ST合剤で治療を開始した．喀痰培養はnormal flora（常在細菌叢）のみ同定され，繰り返す喀痰抗酸菌染色は陰性であった．抗菌薬に対する治療反応は不十分であったため，気管支鏡検査を行ったところ，気道粘膜に暗赤色の隆起性病変を認めた（図7）．

気道粘膜の生検病理組織は紡錘形細胞の浸潤をともなったHHV-8陽性細胞を認め，カポジ肉腫の気管支病変と診断した．

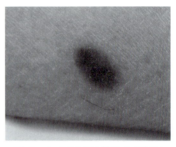

図4 カポジ肉腫を疑う皮膚所見

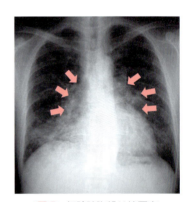

図5 初診時胸部X線写真

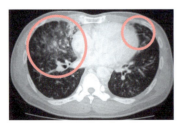

図6 初診時胸部CT

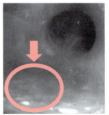
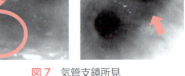

図7 気管支鏡所見

リアル4：CMV感染症では障害臓器を探す

✓ サイトメガロウイルス（CMV）では「主訴に立ち返る」

■ HIV患者の診療においては1つの診断で満足してはいけない

　HIV感染症患者は複数の症状や検査異常を抱えている場合が多くあります．HIV陽性が判明し，1つの日和見感染症を診断した時点で，診断上満足してしまうかもしれませんが，大事なことは「もともとの主訴に戻って鑑別を進めていく」ことです．たとえ自覚症状に乏しくても，検査閾値は下げて慎重に鑑別を進めていくことが重要です．

■ HIV患者の下痢

　下痢症状から鑑別疾患を考えるとき，図8のようにHIV感染時期によって3つに分けることができます[8]．

> 1　急性HIV感染症の症状としての下痢
> 2　HIV感染症による免疫抑制状態での感染性下痢
> 3　ARTの副作用による下痢

　なかでも鑑別疾患の多い症例が 2 です．通常の下痢の原因となる微生物に加えて，**免疫抑制者特有の微生物も想定しなければなりません**．免疫抑制による特殊な微生物による下痢も CD4 数が微生物の予測の目安になります．どのフェーズでも起こるのが細菌性腸炎（サルモネラ，細菌性赤痢，カンピロバクター）です．免疫抑制の程度が進むにつれてイソスポーラ（*Isospoora*），抗酸菌，サイクロスポーラ（*Cyclospora*），糞線虫（*Strongyloides*），クリプトスポリジウム（*Cryptosporidium*）が関与し，特に CD4 数が 50/μL 以下になると，***Mycobacterium avium* complex（MAC）**や CMV の感染リスクが増加します．

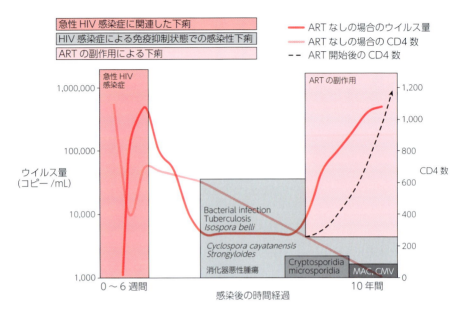

図8 HIV感染とCD4数・ウイルス量の変化および感染しやすい微生物［文献8）より抜粋して改変］
MAC（*Mycobacterium avium* complex），CMV（サイトメガロウイルス）

　なお表4は，HIV陽性の下痢患者から検出された微生物の割合ですが，頻度の高い病原体としては，ウイルスではCMV，細菌では非HIV患者でも細菌性腸炎の原因となる微生物（サルモネラ，細菌性赤痢，カンピロバクター），原虫では *Cryptosporidium*，*Giardia lamblia* です．

表4 HIV陽性者の下痢便から検出された微生物［文献9）より]

病原体	下痢の割合（%）($n = 181$)	下痢なしの割合（%）($n = 28$)
Cytomegalovirus (CMV)	12～45	15
Cryptosporidium	14～30	0
Microsporidia	7.5～33	0
Entamoeba histolytica	0～15	0
Giardia lamblia	2～15	5
Salmonella spp.	0～15	0
Campylobacter spp.	2～11	8
Shigella spp.	5～10	0
Clostridium difficile toxin	6～7	0
Vibrio parahaemolyticus	4	0
Mycobacterium spp.	2～25	0
Cystoisospora belli	2～6	0
Cyclospora	0～11	0
Blastocystis hominis	2～15	16
Candida albicans	6～53	24
Herpes simplex	5～18	40
Chamydia trachomatis	11	13
Strongyloides	0～6	0
Interstinal spirochetes	11	11
One or more pathogens	55～86	39

■症　例　続き…（大腸内視鏡検査）

37℃前半の微熱はあったが，血便なし．下痢症状出現前に，加熱不十分な鶏肉の摂取や生卵なども含めて生もの摂取なし．海外渡航歴なし．結核の既往歴や家族歴はなかった．便培養陰性，虫卵検査陰性であった．

CTは横行結腸から下行結腸にかけて全周性の腸管壁浮腫を認めるのみで，傍大動脈リンパ節腫脹はなく，膿瘍形成はなかった．**大腸内視鏡検査**では図9，図10のような**潰瘍性病変**を認め，病理組織では**核内封入体**を認め，CMVの免疫染色が陽性となった．

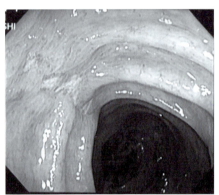

図9　大腸内視鏡所見

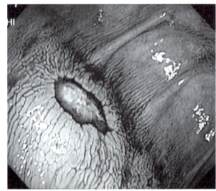

図10　大腸内視鏡所見（インジゴカルミン染色後）

リアル5：CMV感染症を診断したら「CD4数は50/μL以下」

リアル6：「CD4＜50/μL」ではCMV網膜炎をチェックする

✓ CMV腸炎の診断は「アンチゲネミアに頼らず，積極的に生検」

CMV感染症は大きく3つに分けられます．

> 1 先天性CMV感染症
> 2 初発感染症での伝染性単核球症
> 3 HIV患者や移植患者などの免疫抑制者の感染症

免疫正常の成人症例は，主に 2 の伝染性単核球症であり，3 の免疫抑制者の感染症とは臨床像が違います．

CMV感染症は「どの臓器が障害を受けているか」を特定することが重要です．前述の症例もサイトメガロウイルスの **CMV抗原検査（アンチゲネミア法）**が陽性でしたが，漠然とCMV感染症と診断して抗ウイルス薬（抗CMV薬）を投与することはお勧めできません．治療効果を判定するためにも眼，肺，腸管，中枢神経[*1]の中で「どの臓器の感染症か？」を考える必要があります．CMVは眼の感染症を起こすことがあり，治療が遅れると失明の危険があるため，「**CD4＜50/μLのHIV患者**」では症状は訴えていなくても，初診時に眼科診察を受けるべきです．一方，HIV感染症では臓器移植で遭遇するような肺感染症は比較的少ないと報告されています[10) 11) *2]．

[*1] HIV感染者における中枢神経症状は検査選択に悩みます．いくつかの微生物診断は商業的に運用されておらず，脳生検も侵襲度が高く検査適応は限られます．脳炎症状があればCMV脳炎も考えて，髄液CMV PCRは提出する必要があります．

[*2] HIV陽性者においてCMVによる肺感染症は少ないと報告されていますが，実臨床では肺感染症の徴候があり，肺から微生物が証明され（BAL検体のウイルス培養およびPCRともに特異度は低い），ほかに治療可能な微生物が証明されない場合は治療対象とせざるを得ません．

■ 症　例　続き… (眼科診察)

本症例は眼科診察で，図 11 のような**網膜病変**を認め，ガンシクロビル（デノシン®）の全身投与に加え，眼科でガンシクロビル眼内注射も施行した．

✔ CMV 感染症の治療

CMV の治療薬にはガンシクロビル，バルガンシクロビル（バリキサ®），ホスカルネット（ホスカビル®）があります．いずれも副作用が多く，エンピリカルな治療はためらわれるため，「疑わしい臓器の組織を採取して，病理学的に証明することが原則」です．

第一選択は静脈注射薬ではガンシクロビル，内服薬ではバルガンシクロビルです．主な副作用としては，血球減少，腎機能障害があります．ガンシクロビルまたはバルガンシクロビルが使用できない場合は，ホスカルネットが第二選択となりますが，同じく（前者以上に）腎毒性があり，使いにくい薬剤です．

治療期間は概ね 6 週間程度がコンセンサスとなっていますが，標的臓器の治療効果を判定しながら延長する場合もあります．そのため感染臓器の診断が極めて重要となり，「アンチゲネミア」を治療するわけではありません．

CMV の治療薬

- **抗ウイルス薬**：ガンシクロビル，バルガンシクロビル，ホスカルネット
- **治療期間**：標的臓器による

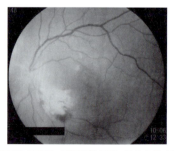

図 11　左眼底検査所見（黄斑部付近に黄白色滲出斑を認める）

■ 症　例　続き…（下痢の消失）

治療開始 10 日目に下痢は消失し，新たな腹痛症状なく経過した．

✓ CMV 腸炎の治療経過を見る場合の注意点

　深い潰瘍，広範囲の潰瘍病変があれば，特に穿孔や瘢痕狭窄に注意して経過を見る必要があります．治療途中に腹痛が再増悪し，今までに手術歴がないにも関わらず，イレウス症状を呈するときは，CMV 腸炎に合併した腸管穿孔や瘢痕狭窄を想起しなければなりません．

✓ CMV 感染症の二次予防

　CMV 感染症を起こす免疫状態が解除されなければ，再発の可能性が残ります．網膜炎のない CMV 腸炎における維持療法は，再発を抑制せず生存率を改善しません[12]．『成人および青少年 HIV 感染者における日和見感染症の予防法と治療法に関するガイドライン』でも[13]，網膜炎または再発性腸炎がない場合，長期的な維持療法を勧めていません．

　網膜炎のときは最短でも 3～6 カ月の維持療法を行い，眼病変に活動性がないことを確認し（眼科医の診察を要する），「$CD4 \geq 100/\mu L$」を 3～6 カ月以上保った場合に中止することができます．治療終了後も定期的に（最短でも 3 カ月ごと，免疫が再構築されたら 1 年ごと）眼科医を受診し，再発の早期発見に務める必要があります．

日和見感染症のプライマリケア的マネジメント（CMV 感染症・カポジ肉腫）を伝授します

1. HIV/AIDS 患者では複数の微生物による and/or 複数臓器の感染症を想定する

2. カポジ肉腫があれば CD4 数は 200/μL 以下，CMV 感染症があれば CD4 数は 50/μL 以下と心得る

3. 皮膚深層または皮膚以外の臓器にカポジ肉腫がないかを確認する

4. CMV 感染症の診断は抗原検査（アンチゲネミア法など）に依存せず，感染臓器を見極める

5. CD4 数 50μL 以下では CMV 網膜炎を確認する

●文献
1) 青木　眞：レジデントのための感染症診療マニュアル（第 3 版）．医学書院，表 18-1，2015.
2) Beral V, Peterman TA, Berkelman RL, Jaffe HW：Kaposi's sarcoma among persons with AIDS: a sexually transmitted infection. Lancet 1990;335:123-8.
3) Eltom MA, Jemal A, Mbulaiteye SM, Devesa SS, Biggar RJ：Trends in Kaposi's sarcoma and non-Hodgkin's lymphoma incidence in the United States from 1973 through 1998. Journal of the National Cancer Institute 2002;94:1204-10.
4) Lodi S, Guiguet M, Costagliola D, et al：Kaposi sarcoma incidence and survival among HIV-infected homosexual men after HIV seroconversion. J Natl Cancer Inst. 2010 Jun 2; 102(11): 784–792.
5) Dan L.Longo, et al: Harrison's Principles of Internal Medicine, 18th Ed. McGraw-Hill Professional,2011.
6) Bower M, Palfreeman A, Alfa-Wali M, et al：British HIV Association guidelines for HIV-associated malignancies 2014. HIV medicine 2014;15 Suppl 2:1-92.
7) The Journal of AIDS Research Vol.11 No.3 2009, 197.
8) Feasey N.A, Healey P, Gordon M.A:Review article: the aetiology, investigation and management of diarrhoea in the HIV-positive patient. Alimentary pharmacology & therapeutics 2011;Vol 34:587-603.
9) Quinn TC, Stamm WE, Goodell SE, et al:The polymicrobial origin of intestinal infections in homosexual men. N Engl J Med 1983;309:576-82.
10) McKenzie R, Travis WD, Dolan SA, et al:The causes of death in patients with human immunodeficiency virus infection: a clinical and pathologic study with emphasis on the role of pulmonary diseases. Medicine 1991;70:326-43.

11) Wallace JM, Rao AV, Glassroth J, et al:Pulmonary Complications of HIV Infection Study Group. Respiratory illness in persons with human immunodeficiency virus infection. Am Rev Respir Dis. 1993;148:1523–9.
12) Blanshard C, Benhamou Y, Dohin E, Lernestedt JO, Gazzard BG, Katlama C: Treatment of AIDS-associated gastrointestinal cytomegalovirus infection with foscarnet and ganciclovir: a randomized comparison. J Infect Dis. 1995 Sep;172(3):622-8.
13) http://aidsinfo.nih.gov/guidelines.

その 4
日和見感染症の プライマリケア的マネジメント
3. 神経症状をともなう AIDS 症例

HIV 診療の Real Pearl

- リアル1：AIDS 発症例では中枢神経疾患の合併の可能性を考えよう
- リアル2：AIDS 発症＋神経症状では積極的に画像検査と腰椎穿刺を！
- リアル3：脳腫瘤性病変ではトキソプラズマ脳炎・悪性リンパ腫をチェック
- リアル4：白質病変では CMV 脳炎・HIV 脳症・PML をチェック
- リアル5：免疫再構築症候群（IRIS）に注意しよう

■ 症　例

○50歳代，男性
○主　訴：**頭痛・嘔吐**
○既往歴：40歳代に**急性B型肝炎**
○生活歴：**MSM**（men who have sex with men）

■ 現病歴

受診3カ月前より頭痛，嘔気を自覚していた．近医頭痛外来を受診したが，異常の指摘はなかった．受診1カ月前から頭痛，嘔気が増悪した．受診当日近医で待合室にいたところ10秒程の間代性痙攣，嘔吐，右共同偏視が出現

したため，救急搬送となった．血液検査で HIV 感染症が判明し，胸部 CT ですりガラス影を認めニューモシスチス肺炎が疑われ，当科へ紹介となった．

■ 入院時身体所見

意識（JCS：Ⅰ-1，GCS：E4V5M6），体温 37.2℃，血圧 159/85 mmHg，脈拍 66 回/min（整），SpO$_2$ 90%（酸素 10 L/min），呼吸数 18 回/min
口腔内：白苔あり
胸部：聴診で特に異常なし
神経所見：項部硬直なし，ケルニッヒ徴候なし，ブルジンスキー徴候なし，
　　　　　脳神経学的所見に特記所見なし

■ 入院時検査所見

WBC 8,900/μL，Hb 13.9 g/dL，Plt 17.8 万/μL，AST 53 IU/L，ALT 65 IU/L，LD 492 IU/L，Glu 153 mg/dL

　主訴と病歴からは「HIV ＋ PCP ＋ 中枢神経系病変の合併」が疑われます．AIDS 発症例において中枢神経系病変は重要な分野の 1 つです．AIDS 指標疾患には，トキソプラズマ脳炎やクリプトコッカス髄膜炎など神経疾患も多く含まれています．脳膿瘍や転移性脳腫瘍なども鑑別すべき疾患ですが，HIV 感染者に特徴的な疾患も考慮する必要があります．東京医科大学病院臨床検査医学科の AIDS 発症入院症例のうち神経病変を合併した症例は 8% を占めていました．ART（抗レトロウイルス療法，もしくは抗 HIV 療法）が広く使用される時代になり，中枢神経病変を合併する HIV 症例は減少傾向にありますが，致命的となる疾患や神経障害が残ってしまう疾患も多いため，初診時にしっかり評価をしておく必要があります[1)2)]．

リアル1：AIDS発症例では中枢神経疾患の合併の可能性を考えよう

今回のようにほかの日和見疾患を発症している際には，そちらに注意が行きますが，中枢神経病変の可能性も想定する必要があります．特にAIDS発症例では必ず考えましょう．

中枢神経系病変は，① 髄膜炎，② 脳実質病変（腫瘍性病変・白質病変）に大きく分けられます．髄膜炎の可能性に関しては腰椎穿刺を，脳実質病変の評価はMRIなどの画像診断が必要となります．AIDS発症例ではCD4数がかなり低下している例も多いため，MRIや腰椎穿刺については積極的に行うべきと考えます．

リアル2：AIDS発症＋神経症状では積極的に画像検査と腰椎穿刺を！

髄膜炎としては**クリプトコッカス**や**細菌**，**梅毒**などが挙げられます．CD4数が低下している症例ではクリプトコッカス髄膜炎の可能性は高くなります．どの時期でも梅毒感染は起こりうるので梅毒性の髄膜炎も可能性としては考えられます．結核も重要な疾患であり，適宜疑う必要があります．今回の症例から外れますが，HIV急性感染の時期に無菌性髄膜炎が起こることもあります．無治療で改善するため，見落とされやすい傾向があります．

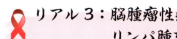
リアル3：脳腫瘤性病変ではトキソプラズマ脳炎・悪性リンパ腫をチェック

　脳実質病変としては，腫瘤性病変を形成するものとしてトキソプラズマ脳炎，中枢神経原発悪性リンパ腫（primary central nervous system lymphoma；PCNSL）が挙げられます（表1，図1）．この2疾患はMRIにおいてリング状の造影増強効果をともなう腫瘤として描出され，**画像のみで両者を鑑別することは困難**です（タリウムシンチグラフィで悪性リンパ腫病変に集積が見られ，鑑別に役立つことはあります）．生検も望ましいところですが，実際は難しいことも多いため，治療がしやすいトキソプラズマ脳炎として治療を開始して，反応を見る（**診断的治療**）という方法をとることがあります．トキソプラズマであれば治療1週間以内に症状は改善傾向となり，2週間程度で画像的にも改善します[3]．

　トキソプラズマ脳炎の治療はピリメタミンとスルファジアジンの併用を行います（いずれも日本では未承認，厚生労働省エイズ治療薬研究班などを通して入手）．骨髄抑制の予防のためホリナートカルシウム（ロイコボリン®）も併用します．悪性リンパ腫の治療は全脳照射が主流でしたが，最近は化学療法を実施する症例も増えてきています．

　トキソプラズマ脳炎を発症していない場合でもトキソプラズマIgG抗体陽性でCD4 100/μL以下の場合は，ST合剤2錠/日による一次予防（発症予防）が推奨されます．ART開始後，CD4 200/μL以上を3カ月間維持した場合は終了できます．

表 1 AIDS 関連脳占拠性病変の鑑別

	トキソプラズマ脳炎	中枢神経原発悪性リンパ腫（PCNSL）
病原体	*Toxoplasma gondii*	*Epstein-Barr* virus（EBV）
CD4	100/μL 以下	50/μL 以下が多い
臨床所見	病変部位に一致した巣症状	
検査所見	Toxoplasma IgG 抗体陽性	髄液 EBV-PCR 陽性
画像所見		
治療	ピリメタミン＋スルファジアジン（あるいはクリンダマイシン）＋ロイコボリン®	全脳照射あるいは化学療法

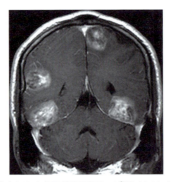

図 1 〈参考症例〉脳生検で確定した中枢原発悪性リンパ腫［文献 4）より］
30 歳代男性，下肢筋力低下・識字障害で受診，CD4 数 301/μL, HIV-RNA 3,800 コピー/mL. トキソプラズマとしての診断的治療で反応なく病変は増大，脳生検を実施し peripheral T-cell lymphoma と確定.

リアル 4：白質病変では CMV 脳炎・HIV 脳症・PML を チェック

　白質病変が主体なものは，**サイトメガロウイルス脳炎（CMV 脳炎），HIV 脳症（HIV 関連神経認知障害 [HIV-associated neurocognitive disorder；HAND]），進行性多巣性白質脳症 [progressive multifocal leukoencephalopathy；PML]** が代表的です（表 2）．CMV 脳炎は髄液 PCR で確定します．通常，網膜炎などの他の臓器の CMV 病変をともなっている場合が多いです．HIV 脳症は MRI で両側性の白質の斑状の高信号病変として描出され，認知機能障害を呈することが多いです．PML は片側性の巣状な病変として発症し，部位に応じた神経障害を呈します．CMV 脳炎，PML については各ウイルスの髄液 PCR 検査が必要となります．

　では，この患者さんを診た場合，どの順番で検査を行っていけばよいのでしょうか？　まずは「脳占拠性病変の可能性がないか？」がポイントです（図 2）．CT の意義は十分にあるでしょう．脳圧亢進の所見がなければ，腰椎穿刺を実施して髄液の評価を行います．MRI も可能な限り早い段階で評価することを考えます．

表 2 AIDS 関連脳実質病変の鑑別

	CMV 脳炎	HIV 脳症（HAND）	進行性多巣性白質脳症（PML）
病原体	CMV	HIV	JC virus
CD4	50/μL 以下	50/μL 以下	100/μL 以下
症状	発熱・意識障害	認知機能障害	巣症状
検査所見	髄液 CMV-PCR 陽性	特になし	髄液 JCV-PCR 陽性
画像所見	脳室周囲の高信号病変	白質の斑状な高信号病変	白質の高信号病変（片側性）
治療	ガンシクロビル±フォスカルネット	有効な ART	ART による免疫障害の改善

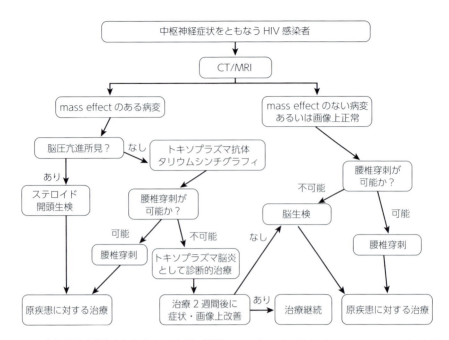

図2 中枢神経症状をともなうHIV症例の診断フローチャート［文献1）Figure 127-5を引用改変］

　腰椎穿刺では通常の細胞数や生化学，培養（一般菌・抗酸菌）のほかに何を調べればよいでしょうか？　クリプトコッカス髄膜炎を疑うなら髄液でのクリプトコッカス抗原価，PMLを疑うならJCV，CMV髄膜炎ならCMV，悪性リンパ腫ならEBVのPCR検査がそれぞれ必要となってきます．

■ 各種検査結果

CD4 12.4/μL，HIV-RNA 330,000コピー/mL，トキソプラズマIgG抗体（−），血清クリプトコッカス抗原512倍以上，CMV C7-HRP陽性37/50,000，RPR（−），TPLA（−）

■ 入院同日腰椎穿刺

初圧：33 cmH$_2$O

細胞数：＜1，タンパク：74 mg/dL，糖：52 mg/dL，CMV-PCR 陰性，JCV-PCR 陰性
クリプトコッカス抗原価：4,096 倍
墨汁染色で厚い莢膜をもつ酵母様真菌を複数認める

■ 脳 MRI 所見

T2WI/FLAIR で左基底核に高信号域，橋の左側に淡い造影域を認め，HIV 関連脳炎・髄膜炎の可能性が示唆された．

診断：クリプトコッカス髄膜脳炎
血液培養，髄液培養ともに *Cryptococcus neoformans* 陽性

　クリプトコッカス髄膜脳炎は原因菌が髄膜血管を通り，血管周囲腔（Virchow-Robin space）や脳脊髄液に広がり髄膜脳炎を発症します．脳室や血管周囲腔の拡大，T2WI にて大脳基底核や脳室周囲の高信号域などが一般的に認められますが，病変初期には軽度の脳室拡大が唯一の所見のことも多いです．感染が進行するとcryptoccoma と呼ばれる肉芽腫性病変や膿疱性病変を認めますが，頭蓋内占拠性病変を認める頻度はクリプトコッカス髄膜脳炎において10％程度といわれています．血清クリプトコッカス抗原価も感度は高く，陰性であればクリプトコッカス髄膜脳炎をほぼ否定することができます．

　全般的に，脳という臓器の特徴でもありますが生検をはじめとした確定診断が行いにくく，エンピリカルな治療を行う必要性もあります．診断を確定する努力も必要ですが，診断のために治療が遅れてしまうことも避けなければなりません．その一方で，治療の優先順位も考える必要があります．PCP 発症の場合はトキソプラズマの治療も ST 合剤によってカバーできることもあり，PCP 治療を優先することも多いです．個々の症例に応じて優先順位も変わる可能性があるため，中枢神経病変を含め複数合併する AIDS 症例の治療については治療経験の豊富な医療機関に問い合わせてもらうほうがよいでしょう．

リアル5：免疫再構築症候群（IRIS）に注意しよう

　この症例は，クリプトコッカス髄膜脳炎の治療を開始して12週間経過した時点でARTを導入しました．その後，定期的な腰椎穿刺は継続しましたが，髄液圧の上昇はなく免疫再構築症候群（IRIS）は発症せず経過しました．症状は改善傾向となり第250病日退院となりました．
　中枢神経病変を合併した場合はその影響がQOLにかなり大きく出ます．何らかの麻痺など後遺症が残る場合や，生命予後が厳しいこともあります．PMLの症例では，JCVを抑制する治療が確立していないため，IRISを覚悟する必要があります．図3のように，治療開始後に増悪してしまうことも多く見られます．長期入院となる症例や，療養型施設への転院が必要となる症例もあることを想定しておく必要があります．

症例MRI経過

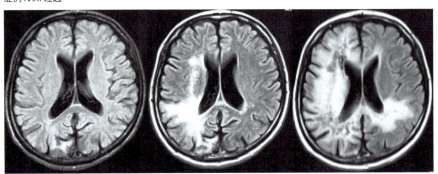

ART開始前　　　　　　　ART開始1カ月後　　　　　　ART開始3カ月後

図3　〈参考症例〉IRISを起こしたPML症例
40歳代男性．PCP発症し入院．左同名半盲あり，髄液JCV-PCR陽性．ART開始後，PMLに対するIRISを発症し意識レベル低下．ステロイドも併用し状態は安定したが意識障害は改善せず，長期療養型の病院へ転院となった

神経症状をともなう AIDS 症例のプライマリケア的マネジメントを伝授します

 積極的に MRI や腰椎穿刺を行う
 脳腫瘍性病変ではトキソプラズマ脳炎や悪性リンパ腫を考える
 白質病変の場合は CMV，HIV 脳症，PML を考える
 IRIS として起こる可能性もあり，ART 治療開始後も神経系合併症に十分に注意しよう

● 文献
1) Bennett JE, Dolin R, Blaser MJ: Mandell, Douglas, and Bennett's Principles and Practice of Infectious Diseases 8ed, Elsevier, 2014; 1574-89.
2) Shapshak P, Kangueane P, Fujimura RK, et al: Editorial neuroAIDS review. AIDS 2011; 25: 123-41.
3) Luft BJ, Hafner R, Korzun AH, et al: Toxoplasmic encephalitis in patients with the acquired immunodeficiency syndrome. Members of the ACTG 077p/ANRS 009 Study Team. N Engl J Med 1993; 329: 995-1000.
4) Yotsumoto M, Funato K, Hashimoto Y, et al: Central nervous system T-cell lymphoma in acquired immunodeficiency syndrome. Br J Haematol 2010; 148: 807-8.

その 5
HIV 感染症の告知方法

HIV 診療の Real Pearl
- リアル 1：スクリーニング検査のみ「陽性」では「確定診断」にはならない
- リアル 2：HIV には有効な治療法があることを伝える
- リアル 3：治療費の社会的補助があることを伝える

リアル 1：スクリーニング検査のみ「陽性」では「確定診断」にはならない

　この章では，告知についてロールプレイ方式で説明します．1 人は医師役，1 人は患者役で告知を行ってみてください．それぞれのシナリオを示しますので，5 分くらいで状況を把握し，準備ができたら，8 分程度で告知をしてください．終わったら，フィードバックを行いましょう．
　それでは始めていきましょうか….

■ 症　例 1（医師役シナリオ）

あなたは，総合病院の内科医です．妊娠時の感染症スクリーニング検査を行った 28 歳女性について，産婦人科から紹介がありました．検査結果を伝えてください．

- 既往歴：特になし
- 妊娠歴：妊娠 1 回，人工流産 1 回，出産 0 回
- 現病歴：1 年前に結婚し，妊娠検査薬で妊娠を確認したため，1 カ月前に

受診した．産婦人科で妊娠 10 週を確定診断し，各種スクリーニング検査を行い，今回が 2 回目の受診であり，内科に紹介された．
- 身体所見：口腔内アフタがある以外は，特に異常所見は認めない．
- 血液・生化学検査：WBC；4,800（リンパ球 32%），ヘモグロビン；10.4 g/dL，軽度の貧血のほか，特記すべき所見なし．
- 血清学的検査：HBs 抗原；陰性，HCV 抗体；陰性

　　　　　　HIV 抗原／抗体（ELISA 法）；陽性
　　　　　　梅毒血清反応；RPR 陰性，TPHA 陰性

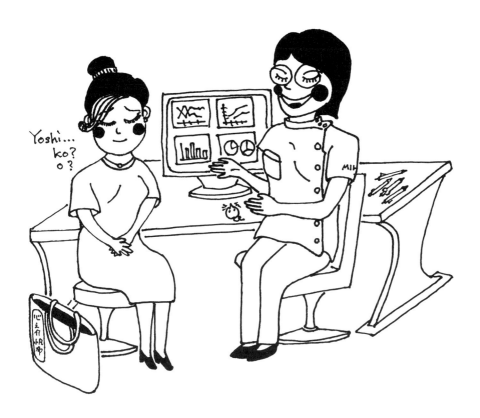

■ 症　例1（患者役シナリオ）

あなたは，28歳女性です．1年前に結婚し，今回妊娠したため，病院を受診しました．めでたく妊娠が確定し，いろいろな血液・尿の検査を受けて，今日が2回目の受診です．1週間前から，口内で食べ物がしみていますが，つわりがひどく，あまり食べられないせいで，口内炎になっているのかな…と思っています．産婦人科担当医から，今日は内科に寄っていくように指示されましたが，理由は聞いていません．下記のような設定で，患者さんの気持ちになって，反応してください．

あなたは，28歳で1年前に結婚しました．いままでに，数人と付き合い，性交渉はありましたが，不特定多数との性交渉をもったことはありません．20歳のときに，妊娠しましたが，諸事情により人工中絶を行いました．このことは，ご主人には伝えていません．ご主人は36歳で弁護士をしています．とても厳格で正義感の強いところに惹かれ，交際をはじめ，結婚しました．ご主人は，今回の妊娠のことをとても喜んでおり，今からベビーグッズのカタログなどを家で見ています．通常の妊娠・出産のイメージしか2人にはありません．

✔ ロールプレイの開始です

妊婦　産婦人科の先生からこちらのほうに来るようにいわれたのですが…．
医師　はい，今回妊娠時の各種感染症のスクリーニング検査を行いましたよね．その中の1つにHIVスクリーニング検査もありました．今回その検査で「陽性」という結果が出たのです．
妊婦　え…．それは私がHIVに感染しているということですか？
医師　いいえ，違いますよ．今回はスクリーニング検査で「陽性」となっただけなので，今の時点でHIVに感染しているとは，まだいえません．これから詳しい検査をして，本当にHIVに感染しているのかどうか調べましょう．もう一度採血をさせてください．大丈夫ですか？
妊婦　わかりました．まだわからないのですね．でも，HIVに感染しているかもしれないなんて主人に知れたら…．どうしたらよいのかわかりません（涙）．
医師　まだ，HIVに感染していると決まったわけではないですよ．この検査の結

果を見てから，ご主人に話してもいいのではないですか？　余計な心配をかけたくないのですよね？

妊婦　はい，そうなのです．主人は正義感の強い人なので，とても心配です．

医師　それでは詳しい検査の結果を見てから，ご主人に話すかどうかを考えましょう．検査したことをすべてご主人に話す必要もないのですからね．いきなりでびっくりしたとは思いますが，今からあまり不安にならないでくださいね．妊婦さんの検査では「偽陽性」，つまり陽性ではないのに陽性と出ることもしばしばありますよ．それでは詳しい検査の結果は，来週にお話ししますね．

妊婦　そうだったのですね．わかりました．よろしくお願いします．

医師　あ，看護師さんにも会っていきますか？　いろいろ相談にのってくれると思いますよ．

妊婦　そうなんですね．それじゃあ，お願いします．

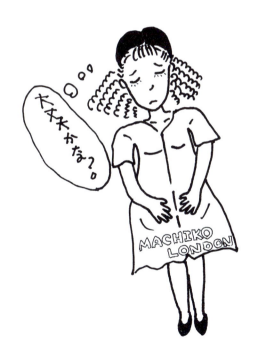

HIV検査はスクリーニング検査のみであるため，確定診断にはなりません．口内炎を生じているのは免疫低下の可能性もあり，患者さんの思っているとおり，ひどいつわりのせいかもしれません．確定診断の結果を待たないと，HIV感染かどうかは不明なのです．患者さんの自発的な検査ではなく，スクリーニングの一環として検査を受けての，突然の思いもしないような結果を告げなければならない状況が，ここにあります（表1）．

表1 スクリーニング検査告知時のポイント

- ☑ 必ず本人に告知する
- ☑ 冷静に，淡々と話しをする
- ☑ あまり，疾患について多くを伝える必要はない
- ☑ HIV感染が確定したわけではない
- ☑ 偽陽性について説明する
- ☑ 偽陽性率：ELISA法，PA法：0.03～0.3%
  　　　　　IC法：0.6～1.3%
- ☑ もし感染していても，治療法があることについて説明する．医療スタッフが力になるので，いつでも相談にのれることを伝える
- ☑ 必ず次回来院の予約をして，また会うことを約束する
- ☑ カウンセラー，MSW（medical social worker，医療ソーシャルワーカー）やナースなど，本日の不安を聴いてくれるような体制があれば紹介する

告知にあたって知っておきたいこと

　厚生労働省母子感染研究班の妊婦集団を対象としたHIVスクリーニング検査の陽性的中率は，8.3%（7/84）と低い．つまり，妊婦HIVスクリーニング検査で10人が陽性となっても，真の陽性者（感染者）は1人以下．

- HIV感染妊婦でもARTを行い，必要ならば分娩時にZDV（シドブジン）を点滴投与し帝王切開を行い，かつ新生児にも抗HIV薬を投与することで，母子感染の確率は1～2%まで低下する
- 上記に準じた日本での分娩管理では感染成立例はない
- 合併症妊娠として，いろいろな対応が必要となるため，家族の理解とサポートは重要となる

リアル 2：HIV には有効な治療法があることを伝える

リアル 3：治療費の社会的補助があることを伝える

■症　例 2（医師役シナリオ）

あなたは，総合診療医です．下記の 32 歳男性の患者さんに，検査結果を伝えてください．

- 既往歴：21 歳時に急性 B 型肝炎，24 歳時に梅毒
- 現病歴：12 月 20 日に**咽頭痛**が出現．翌日から 39℃を超える発熱が出現し，全身の関節痛を認めた．12 月 22 日に近医を受診してインフルエンザ迅速検査を受けたが「陰性」であった．しかし症状経過から担当医はインフルエンザと診断し，オセルタミビルリン（タミフル®）を 5 日間処方した．タミフルを内服するも，連日 38℃を超える発熱が続いているため，同院に再度受診した．咽頭痛も継続しており，後頚部リンパ節腫脹を認めるため，当院の総合診療科に紹介となり，12 月 27 日に受診となった．
- 受診後経過：各種血液検査，画像検査，血液培養などを行うが，白血球が 3,200 とやや低めである以外は特記すべき所見なし．髄膜炎を疑わせる理学所見，症状はないため，腰椎穿刺は行わなかった．アセトアミノフェン（カロナール®）を処方し，経過観察となった．1 月 4 日，発熱はやや改善したが，**全身倦怠感**が続くとのことで再診した．ここで，本人からじつは自分は**ゲイ**であることを告白された．急性 HIV 感染症を考え，イムノクロマト法（IC 法）による迅速スクリーニング検査を施行したところ「陽性」であったため，その旨を告知し，確認検査としてのウェスタンブロット法（WB 法）および HIV ウイルス量と CD4 検査を行い，1 月 12 日に再診とした．
- 血液・生化学検査：WBC；3,200（リンパ球 30 %），CD4；25 %（**CD4 数 240/μL**），血小板 14 万ほか，特記すべき所見なし．
- 血清学的検査：HBs 抗原；陰性，HCV 抗体；陰性
　　　　　　　　HIV 抗体迅速検査（IC 法）；陽性
　　　　　　　　HIV 抗体 WB 法；判定保留
　　　　　　　　HIV-RNA；8×10^6 コピー /mL
　　　　　　　　梅毒血清反応；RPR 陰性，TPHA 陽性

■ 症　例 2（患者役シナリオ）

あなたは，32 歳，男性，MSM（men who have sex with men）です．下記のような設定で，患者さんの気持ちになって，反応してください．

- 21 歳時に，急性 B 型肝炎で入院歴があり，梅毒の治療を受けたことがある．
- 12 月 20 日に咽頭痛が出現し，翌日から 39℃を超える発熱が出現，全身の関節痛を認めたため，12 月 22 日に近医を受診してインフルエンザ迅速検査を受けたが陰性であった．しかし症状経過から担当医はインフルエンザと診断したため，タミフルを 5 日間処方された．タミフルを内服するも，連日 38℃を超える発熱が続き，咽頭痛，関節痛も続いており，頚の後ろに少しぐりぐりを感じたため，同院に再度受診したところ，総合病院の総合診療科に紹介となり，12 月 27 日に受診となった．
- 受診後経過：各種血液検査，画像検査などを行ったが，特に大きな問題はなく，「様子を見ましょう」といわれ，解熱剤としてカロナールを処方された．総合診療科に受診した時点で，「もしかしたら HIV かもしれない」と思っていたが，そのことは伝えられずにいた．1 月 4 日，発熱はやや改善し，全体的に少し楽にはなったが，全身倦怠感が続くため，再診した．11 月下旬に HIV 感染症の可能性のある性交渉もあったため，今回，やはり心配なので「じつは自分はゲイである」ことを担当医に告げた．HIV について検査を行うことを説明され，迅速 HIV 抗体スクリーニング検査を受けたところ「陽性」であり，確認検査などを受け，1 月 12 日に再診となった．「もし HIV 陽性が確定したら，今後どのような生活をしていけばよいのか…」と不安に思っている．

✅ ロールプレイの開始です

患者　この間の検査の結果はいかがでしたか？
医師　検査の結果ですが，HIV ウイルス量が 8×10^6 コピー /mL，免疫を担当するリンパ球の数が $240/\mu L$，WB 法という検査は判定保留という結果であり，現在の状態は HIV 感染症の急性感染期という診断となります．
患者　……（無言）．そうですか．やはり HIV 感染は間違いなかったのですね…．

医師　現在の状態ですが，この免疫を担当するリンパ球は CD4 リンパ球と呼ばれるものですが，通常なら 500 ～ 1,000/μL 程度あります．しかし A さんの場合ですと，240/μL という値なので，免疫機能はかなり低下しているといえます．
患者　免疫機能が低下すると死んでしまうということですか？　治療はいつから？　今後どう生活すればよいのでしょうか？
医師　免疫機能が低下しているからといって，すぐに死んでしまうわけではありません．ちゃんとお薬を欠かさず飲んでいればウイルスは抑えられるのですよ．あまり今日たくさんのことをお話しても頭に残らないと思うので，また次回ゆっくりとこれからのことや，治療に関わる制度等も含めてお話しましょうね．
患者　そうですね．確かに今は頭が全く回らないです．今後ともよろしくお願いします．

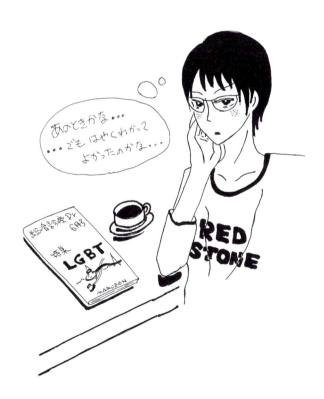

解説

この患者さんは，急性のHIV感染症と考えられます．HIVのリスクを知っている状況にあり，今回の検査は，自発的検査に近いわけです．当然今後のHIV感染者としての生活が「どういうものになるのか？」を知りたいと思っています（表2）．

表2 確認検査告知時のポイント

- ☑ HIV感染が確定したことを確実に伝える
- ☑ HIV感染症のnatural courseを簡単に説明し，現在の自分の状態を知ることの重要性を伝える
- ☑ 抗HIV療法があることを伝える
- ☑ 治療は慌てることはなく，病気についてしっかり理解してから十分に相談して，治療方針を決めていくことを伝える
- ☑ 治療を行うことで，通常の社会生活を送ることができることを伝える
- ☑ 医療費について，社会的サービスがあることを伝える
- ☑ カウンセリングの存在を伝える
- ☑ あまり多くのことを伝えても，頭に入らないかも知れないので，この辺で終わりにしましょう
- ☑ これでも，いっぱいですね．

その後に伝えていくこと

- 経過観察の重要性について
  治療開始のタイミングを逸しないようにする
- safer sexについて
  HIV重複感染のリスクやほかのSTD（性感染症）の影響など
- HIVに感染したことを「誰に」伝えていくのか
  周囲への検査の勧め，家族へどう伝えるのか
- 医療費についての詳しい案内
  身体障害者認定や更生医療についてなど

 ## HIV感染症の告知方法を伝授します

1. 評価的態度はとらずに！
2. 告知するときは，ニュートラルに！　クールに！　冷静に！
3. そして，親切な情報提供を！

その6 HIVをめぐるコメディカルの関わり方
1. 看護師

HIV診療の Real Pearl

- リアル1：初診時の関わりの良否がその後の関係を決める
- リアル2：業界用語を自然に使いこなせ
- リアル3：「聞きにくいこと」「言いにくいこと」は問診票で聞いておく
- リアル4：節目節目の看護は永遠に続く（終わりはない）
- リアル5：転院時の紹介状は，看護師間の情報が重要となる場合もある

リアル1：初診時の関わりの良否がその後の関係を決める

東京医科大学病院臨床検査医学科外来の初診診察は，看護師の作成した**問診票**を記入してもらうところから始まります（表1）．そして医師の診察の前に，看護師が患者さんを個室に呼び入れ，問診票の内容を確認し，不足している部分を書き足しておきます．

問診票は診察上必要な情報のほか，セクシャリティやドラッグ使用歴の有無などにも踏み込んでいます．記入していただく場合は，記入場所にも配慮し（出入り口付近で人目につかないか）記入内容が人から見られないようにしています．電子カルテ化した現在でも，紙への記入というアナログな方法を変更しないのは，「字体」「答え方」「チェックの入れ方」などの記入の仕方から，後日その患者さんのことを思い出しやすくなったり，患者さんの性格・背景が見えてくることが

表1　東京医科大学病院臨床検査医学科で使用している「問診票」

患者様　問診票

初診日　　年　月　日　　紹介状　有　無

★黒枠の中にご記入をお願いいたします。また□に当てはまるところはチェック(レ点)してください

ID氏名/性/生年月日	氏名　　　　　　　　　□男 □女　　年　月　日（　　歳）
電話番号	携帯（　－　　－　　）　自宅（　　－　　－　　）
緊急連絡先	氏名（　　　　　）関係（　　）電話番号（　　　　　） 病院名連絡：□可□不可　留守電：□可□不可　封書：□可□不可
職業	□無　□有（　　　　　　　　　　　　　　）
主な収入源	□不定期　□定期
健康保険	□無　□有：国保【□家族 □本人】　社保【□家族 □本人】
身長/体重	（　　）cm　（　　）kg　増減：□無　□有（　　kg ＋－／ヶ月）
自覚症状	□無 □有【□発熱　□下痢　□食欲不振　□倦怠感　□息切れ　□不眠　□リンパ節腫脹　□視覚障害　□皮膚症状　□頭痛】 その他（　　　　　　　　　　　）
今まで受けた HIV検査	□初回　　　　年　月　日 □2回目　　　年　月　日 □3回目　　　年　月　日 □（　）回目　年　月　日　※陽性になった検査にチェック
診断を受けた場所	□病院　□保健所　□その他（　　　　　　）
病気に関して受けた説明	□経過　□治療法　□二次感染　□その他（　　　　　）
性交渉を持つ相手	□現在一人　□現在不特定多数　□過去に不特定多数　□今はいない □男性　□女性　□両方
病気の告知	□した（誰に　　　　　　　）□していない
アレルギー	食物　□無　□有（　　　　　　　　　　　　） 薬品　□無　□有（　　　　　　　　　　　　） その他（　　　　　　　　　　　　　　　）
既往歴および 現在治療中の病気	□無 □高血圧　□心疾患（　　　　）□糖尿病(I型 II型)　□喘息　□てんかん □痛風　□精神疾患（　　　　）肝炎【□A型 □B型 □C型】□痔 □尿路結石　□血友病　□梅毒　□クラミジア　□性器ヘルペス　□淋病 □尖圭コンジローマ　□アメーバ赤痢　□帯状疱疹　□その他（　　）
入院歴	□無　□有　　　　　　　　病名 　　歳　　年　月～　（　　　　　　　） 　　歳　　年　月～　（　　　　　　　） 　　歳　　年　月～　（　　　　　　　）
常用薬	□無　□有（　　　　　　　　　　　　　　　　）
生活パターン	□規則的　□不規則

※　裏もご記入お願いします

食習慣	□1回 □2回 □3回 □（　　）回　　時間　　□規則的 □不規則
嗜好 ・アルコール	□飲む：種類（　　　　　）頻度（　　回/日 週 月）□飲まない
・タバコ	□吸わない □吸う（　　　本/日 ×　　年間）□やめた（いつ　　　　）
・ドラック	□過去に使ったことがある □現在使用している □使ったことがない
便の状態	□普通便 □軟便 □下痢 頻度（　回/ 日）□便秘 頻度（　回/ 日）
気になっていること	□費用　□治療経過（　　　　　　　　　　　　　　　　　　） □パートナーや家族への告知をどうするか　　□今後のセックスについて □病名がほかに知られないか　　□仕事　　□社会福祉制度 □その他（　　　　　　　　　　　　　　　　　　　　　　　）

※ナース記入欄

受診の経過	
サポート状況	ペット □有　□無 ○　　□　　●　　■　　○┬□　　↗ 女性　男性　死亡(女)　死亡(男)　離婚　本人
病気の 受け止め方	
看護師からの 説明	□臨床検査医学科について(体制・受診時ルール・呼名せず・他　　) □緊急連絡方法　□時間外受診方法　□カウンセラー　□検査場所 □初診用パンフレット □MSW
その他	現在のパートナーとの性交渉　□あり　□なし　最終（　　　　　）

あるためです．

　記入後，医師の診察前に看護師の初診時問診の時間をとり，30分から1時間ほどかけて患者さんの話を聞いています．これは，**1**「問診票」記入内容の確認のほか，**2**パートナーについて，**3**告知は誰にするのか（または誰にもしないのか），**4**仕事はどんな職種で（勤務体系等も），**5**通院の継続に支障はないのか，**6** HIVやAIDSに関する間違った知識があればその補正と，**7**今後を見通した受診計画案内，外来案内・緊急時の受診方法，**8**カウンセラーの紹介，等多岐にわたる説明と確認が必要だからです．

初診時の看護師による問診内容の確認事項

- **1** 「問診票」記入内容の確認
- **2** パートナーに関するヒアリング
- **3** 告知相手・告知有無の確認
- **4** **5** 職種や通院継続の支障の確認
- **6** HIV/AIDSに関する知識の修正
- **7** 今後予測される受診計画・外来案内・緊急時の受診方法の案内
- **8** カウンセラーの紹介

　医師の説明と重なることもありますが，病気についても看護師が簡単に話しておくことは，その後の診察室での説明を理解しやすくすると考えています．（ときに時間が掛かりすぎてしまうこともあり，検討事項の1つではありますが）ここでしっかり話をできた患者さんは，その後の症状出現や困ったことが起こったとき，きちんと病院と連絡が取れたり，症状悪化の前に早めに対処できるようです．もし時間が十分取れなくても，その後の受診時に部分的にでも，重要なポイントを話していくことができれば大丈夫です．

初診時の問診には

横並びになる形で座り，正面から顔を直視しない

環境を用意しています．そして声のトーンは落とし，落ち着いた声で，早口よりはゆっくりとした声で安心できるよう，穏やかな声で話しかけるようにしています．通い慣れた患者さんに聞くと，初診時の対応で安心できた要素の1つとして「間」や「相槌」などを挙げる方も多く，この点も重要のようです．

リアル2：業界用語を自然に使いこなせ

筆者が問診票をとるようになってまず勉強したのは，ゲイの患者さんの背景にある世界の特別な用語でした．「発展場（ハッテン場）」「ゲイ」「パートナー」「サウナ」「S」等々，ホモセクシャル（同性愛者）や恋人などという言葉を使うより，患者さんに"ぐっと話せる環境"であることを感じてもらえます．これには，多くの患者さんと「節目節目に応じた看護」（リアル4参照）の機会に話した経験が活きてくるようです．その世界の知らない言葉を学びながら，患者さんにも有意義な情報を提供して行くこと．これが患者さんと長くお付き合いしていく秘訣と感じています．ただしこのことは，ヘテロセクシャル（heterosexual）の患者さんには有効ではありませんので，あしからず…．

リアル3：「聞きにくいこと」「言いにくいこと」は問診票で聞いておく

問診票には，直接面と向かっては聞きづらかったり，聞いても答えてもらえないような質問も載せています．例えば，ドラッグについて「使用したことがない」にチェックしていても，その後警察介入になって使用が判明するケースもあります．記入事項のすべてが真実でないことも了解しておきましょう．

「ここはチェックされないだろう」ということを想定したうえで，あえて問診票に載せる項目もあります．仮に書いてもらえれば，その内容はもちろん，その

後の safer sex の指導に活用できる重要情報となります．つまり問診票の確認を進めていく自然な流れの中で，「なぜこのチェック項目があるのか？」を患者さんに伝えていくのです．そうすることで患者自身に対するドラッグや併用薬剤に関する注意喚起がなされることを期待しています．

リアル 4：節目節目の看護は永遠に続く（終わりはない）

　この領域に経験が浅い看護師の場合，初回の問診における濃密な関わりが終わると，その後の受診時にはあまり介入の必要性を感じなくなり，初診として受診後，数回顔を合わせたきりで介入が途絶えてしまうことがあります．「問診票」というフォーマットに則った対応しかわからないからです．実際，HIV の患者数が増えており，初診時に不安を多く抱えてくることが明白な状況ですから，初診時の介入の必要上，初診時に手厚くなってしまうのは仕方がありません．しかし受診時に挨拶を交わしたり，たったひと言でも声をかけることで気持ちをつなげていくことが，HIV 疾患の看護には必要だと思います．

　そこで当院臨床検査医学科の外来では，初診時だけの関係で終わらせないように，毎回は時間が取れなくても節目節目で看護師が関わることを目標にしています．具体的には「初診時」「初診後 2 回目」「2 回目検査後」「1 カ月後」「3 カ月後」「通院 1 年」「内服開始前」「内服開始後初回受診」「内服開始後 3 カ月」「内服開始後 6 カ月」「内服開始後 1 年」「内服開始後 3 年」「内服開始後 5 年」「内服開始後の節目（薬変更など）」「内服開始後 10 年以上」といったように区切りを設け，前日に来院患者への介入を計画していきます．前述のすべてでなくても，この中のいずれかに関わればよいのです．
　しばらく看護介入できていなかった患者さんも，このような節目に介入していることを伝え，主要指導項目に加えて「生活環境の変化はないか」「パートナーの有無・変更」「safer sex に関する確認」などを一緒に行うと，診察室では語られない重要事項に突き当たることもあります．場合によっては，その情報が治療状況も左右することもあり，看護師がこのような節目に看護介入することは有効です．

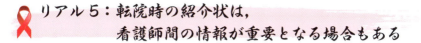
リアル5：転院時の紹介状は，看護師間の情報が重要となる場合もある

　転院には，転勤・引越し・診療形態が合わなくなったなど理由がさまざまですが，トラブルによる転院も少なくありません．そのような場合，医師間で交わされる診療情報提供書や紹介状では書かれていないことも多く，転院先で同じトラブルが繰り返されることもあります．トラブルを避けるためにも，看護師間での情報交換がときに威力を発揮します．

　ACC（エイズ治療・研究開発センター）発行の看護師記入用の「施設間情報提供書」[1]を利用し，紹介状に同封するなどでもいいですし，患者さんにわたすことが心配な場合には，HIV/エイズ診療拠点病院の診療案内に掲載されている担当者に直接連絡を取っておくことが，転院後の受診をスムーズなものにします．一方，そうした情報を看護師が知りすぎて過剰な準備や言動にならないことも大切です．

　通常の転院であっても，「処方内容の変更がどのような意向でなされてきたのか？」「どのような背景による症状なのか？」「仕事は？」「性的指向は？」「ドラッグ使用状況は？」「家族への告知状況は？」などの，のちのちの診療に影響を及ぼす事柄も看護師の情報交換シートには書かれていることもありますので，医師にも目を通してもらえれば活用できると思います．

　いわずもがな診察と看護は医師と看護師が別々に行うものですが，

診療はチームで行います

医師にとっては不必要に思われる情報であっても，看護にとって必要なこともあります．そして看護師に必要な情報は医師にとっても，いずれ役立つ情報であることもあります．看護師と患者さんの受診時の会話も単なるおしゃべりと決めつけず，看護師も患者さんからの情報提供の場を得ていること，患者さんも看護師から最近のコミュニティの動向や指導の場を得ていると考えてもらえたらと思います．なぜなら患者さんから教えてもらったコミュニティ間の感染情報や，何らかの流行がほかの患者さんの診断に役立つという経験を何度もしているからです．

　HIV感染症は長期的管理の必要な疾患であり，将来にわたり定期的な診療の眼

は必要です．累計の感染者数も年々増加し，服薬でウイルスコントロールされる患者さんが増えていくなかで，医師の診察だけでなく，「チームの診療力」が求められてきます．そのなかで看護師がこのような視点で患者さんに関わり，何を得意としているのかを医師に理解してもらい，うまく役割を分担してもらうと診療もスムーズに回るように思います．

HIV診療こぼれ話 1　看護師が感じるふとした気づきが大切

① 初診時問診や定期通院時に患者さんとお話していると，**「きれいな目をしているな」（瞳孔散大）** と印象に残ることがあります．ほかにも「尿が出ない」と尿検査をして帰らなかったり，検査異常値があり再検査のため電話をする機会があったなど，何気ないことをメモしておくと，のちのちの警察介入でドラッグ使用が判明したり，HCV（C型肝炎ウイルス）感染が発覚することがあります．そんな気づきを受診時のセクシャルヘルス指導につなげるようにしています．**ナースのそんなふとした気づきは意外に重要なのです．**

② 電話相談や定期的な面談をしていると，患者さんに対し何ともいえない不自然さを感じることがあります．看護師が話す「患者さんの不自然さ」にも耳を傾けてもらい，**物忘れや認知症など本人がHIVと関連づけていない症状の発見（HIV関連神経認知障害［HIV-associated neurocognitive disorder；HAND］など）** につなげています．

③ 受診中断にいたる患者さんは「仕事と医療機関の診察体制が合わなくなった」というものから，「医師との相性が悪い」「治療し続けることが無意味に思えた」「飲んでも飲まなくても，何も変わらなくて調子がよかったから」「治ったと思った」「予約日に行けず，予約が流れてしまったから，電話するのが面倒になった」など，さまざまな理由があります．

HIV診療に限ったことではありませんが，特に医師との相性については医師に直接いいにくいものですし，診察の中で察するような状況が見られたときは，診察に支障がないことを確認したうえで「看護師から主治医の変更」を提案することもあります．**長期管理が必要な疾患だからこそ，医師との相性も重要と考えるからです．意外と看護師が結びつけた相性は外れることはありません．** 患者さんにとっては重要な問題がじつは些細なことであり，医師が気づかないところで，自然な形で行われたりします．

HIVをめぐるコメディカルの関わり方（看護師）を伝授します

1. 初診間もない頃にナース-患者間の関係を構築せよ
2. 聞きにくいことは，口ではなく文字で聞け
3. 節目節目の看護介入を大切に
4. 患者のキャラクター把握は看護師間の情報シートが役に立つ

●文献
1) 2011厚生労働科学研究費補助金 エイズ対策研究事業 HIV感染症の医療体制の整備に関する研究班．

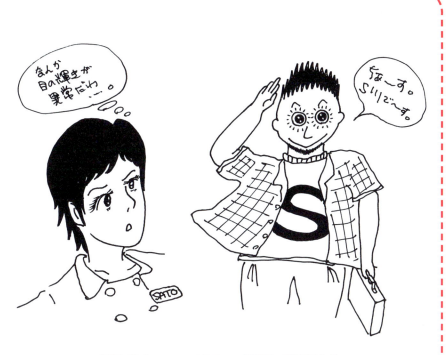

瞳孔散大 ➡ ドラッグ使用で警察介入
ナースのそんなふとした気づきは意外に重要

その6 HIVをめぐるコメディカルの関わり方
2. 薬剤師

> **HIV診療の Real Pearl**
> - リアル1：アドヒアランスは初めが大事
> - リアル2：服薬カウンセリングでレジメン選択
> - リアル3：抗HIV薬といえば相互作用

リアル1：アドヒアランスは初めが大事

　HIV治療を成功させる鍵は**アドヒアランス**＊にあるといえます．Patersonらは服薬率が95%を下回ると十分な治療成績が得られないことを示しています（図1）[1)2)]．HIV患者はアドヒアランスを維持しながら長期間服用することが必要です．アドヒアランスを維持するために最も大切なことは「患者教育」です．最も効果的な患者教育の時期は「治療の導入時（初め）」と思います．抗HIV療法（ART）導入時の患者さんに対し，意思決定時の葛藤尺度（DCS，**コラム塾1参照**）を実施したところ，高い葛藤状態にあることがわかりました[3)]．葛藤の原因は主に2つが考えられ，この2つを解消できるよう導くことが大切です．

　① いつ抗HIV療法（ART）を開始するか？
　② どのARTレジメンを選択するか？

＊患者が積極的に治療方針の決定に参加し，その決定に従って治療を受けることを意味します．

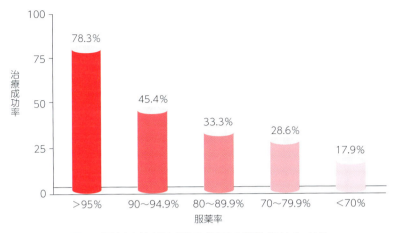

図1 服薬率と抗HIV療法の成功率の関係 [文献1)より]

1 いつ抗HIV療法（ART）を開始するか？

『抗HIV治療ガイドライン（2016年3月）』では，CD4数500/μL以下では「治療を開始する」とされ，早期治療が推奨されました．治療の早期開始のメリットとしては，CD4数が低下してから開始するよりも死亡率が低下することや，腎障害や心血管系の合併症を抑制することなどが挙げられます．一方デメリットとしては，長期服用による副作用の可能性や，服薬によるストレスなどがあります．医療者としては，早期治療のメリットが大きいと考えますが，患者さんの個々の考えもあります．医師・薬剤師・看護師・医療ソーシャルワーカー（MSW）などで，治療について十分に説明を行いながら治療開始を促していくことが必要です．

2 どのARTレジメンを選択するか？

「どのレジメンを選択するか？」はその8をご覧ください．

> **コラム塾 1**　意思決定時の葛藤尺度 DCS

decisional conflict scale（DCS）は，O'Connor らが開発した患者さんが経験する葛藤を測定する尺度です．DCS は 16 項目の質問事項を 5 段階で回答します．0 から 100 までの値でスコア化され Total score と 5 つの下位尺度（Informed, Values clarity, Support, Uncertainty, Effective decision）が算出されます．スコアが高いほど，患者さんが高い葛藤状態にあり，37.5 点以上は意思決定の遅延や不確かさと関連するとされています．

リアル 2：服薬カウンセリングでレジメン選択

　薬剤師が HIV 感染症患者と面談する際，大切なことは多職種との連携です．DCS の調査でも多職種によるサポートにより有意に葛藤が軽減されました．特に医師との連携は重要で，以下の項目についてはしっかり確認しておきましょう．

> **医師との連携ポイント**
>
> - HIV 感染症の状態（CD4 数，HIV ウイルス量など）
> - 合併症
> - 選択できるレジメン

　レジメン選択の際，単なる薬剤の説明に終わってはいけません．以下の項目については確認しながら，服薬可能なレジメンを選択することが大切です．患者さんによっては

「飲みやすさ」「副作用」「薬の強さ」

など，抗 HIV 薬に対して重要視する価値観が異なります．各々の価値観にあった薬剤を選択することで葛藤を軽減することが可能になります．服薬カウンセリングを実施し，レジメン選択を行っていきましょう．さらに服薬前に服薬シミュレーションを実施するのも効果的です．

患者さんに確認すべきポイント

- 生活スタイル（平日・休日）
- 職業
- 嗜好品（アルコール・タバコなど）
- 生活環境（独居・同居人など）
- 併用薬，併用サプリメント
- 抗 HIV 薬に関するとらえ方

リアル 3：抗 HIV 薬といえば相互作用

　薬物相互作用は，**薬力学 [pharmacodynamics；PC] 的相互作用**と**薬物動態学 [pharmacokinetics；PK] 的相互作用**に大別され，さらに薬物動態学的相互作用の発現部位は「**吸収**」「**分布**」「**代謝**」「**排泄**」の各過程に分けられます（表 1）[4]．特に抗 HIV 薬では「吸収」と「代謝」での相互作用が重要であるため，ここで解説します．

1　「吸収」での相互作用

　吸収での相互作用では，消化管内 pH と物理化学変化が問題となります．消化管内 pH は胃内（酸性）でよく溶ける薬剤（塩基性薬剤）に，胃内の pH を変化させる薬剤（プロトンポンプ阻害薬，H_2 受容体拮抗薬，制酸薬など）を併用すると，薬剤の溶解性が変化し消化管吸収が低下します．抗 HIV 薬ではリルピビリン（エジュラント®）などが塩基性薬剤で，プロトンポンプ阻害薬と併用禁忌となっています．

　また物理化学変化は，鉄・マグネシウム・アルミニウム・カルシウムなどの金属カチオン含有製剤（制酸薬，酸化マグネシウム，カルシウム製剤など）との間で，複合体，キレートなどが形成されることで，薬剤の消化管吸収を低下または増加させる場合があります．この相互作用は服用時間をずらすことで回避できます．抗 HIV 薬ではドルテグラビル（テビケイ®）などのインテグラーゼ阻害薬が対象となります．

表1 薬動態学的相互作用の一覧相互作用の機序

	相互作用例	吸　収	
吸収	物理化学的変化（キレート・吸着）	**インテグラーゼ阻害薬** ワルファリン	⇔ 金属イオン ⇔ コレスチミド
	消化管運動の変化	ジゴキシン	⇔ メトクロプラミド
	消化管 pH の変化	**リルピビリン**（キジュラント®）	⇔ プロトンポンプ阻害薬
	トランスポーター	**リトナビル**（ノービア®）	⇔ リバーロキサバン
分布	タンパク結合	アセチルサリチル酸	⇔ スルフィンピラゾン
代謝	CYP 阻害	**リトナビル**（ノービア®）	⇔ トリアゾラム
	CYP 誘導	**エファビレンツ**（ストックリン®）	⇔ ボリコナゾール
	CYP 以外の代謝（グルクロン酸抱合など）	**アタザナビル**（レイアタッツ®）	⇔ イリノテカン
排泄	腎血流量低下	炭酸リチウム	⇔ ジクロフェナク
	トランスポーター	**コビシスタット**（スタリビルド®）	⇔ リバーロキサバン
	尿酸の再吸収・分泌の変化	アセチルサリチル酸	⇔ スルファピラゾン
	近位尿細管での再吸収	アミノグリコシド	⇔ ループ利尿薬
	尿 pH の変化	尿アルカリ化剤	⇔ ペチジン

2　「代謝」での相互作用

　薬剤代謝過程の相互作用に重要な役割を果たす酵素にシトクロム P450（CYP）があり，肝代謝型の薬剤の多くはこの酵素で代謝されます．薬剤の中にはこの酵素の作用を阻害（代謝を抑制して CYP で代謝される薬剤の血中濃度が上昇する）したり，誘導（代謝を亢進して CYP で代謝される薬剤の血中濃度が低下する）するものがあります．CYP にはいくつかのサブタイプがあり，「どのサブタイプの CYP で代謝されるのか？」が重要な情報となります．酵素阻害・誘導を起こすサブタイプとそのサブタイプで代謝される薬剤間で相互作用を起こします．

プロテアーゼ阻害薬はCYPを阻害する働きをもち，その主な対象はCYP3A4です（表2）．中でも強く阻害する薬剤はリトナビル（ノービア®），コビシスタット（スタリビルド®）で，これらの薬剤は抗HIV薬の効果を高めるブースターとして使用されています．CYP3A4は，イトラコナゾール，クラリスロマイシン，ニフェジピンなど多くの薬剤が関与する代謝酵素であり，これらの薬剤の血中濃度を上昇させる可能性があり注意が必要です．非核酸系逆転写酵素阻害薬もCYPの代謝を受けます．エファビレンツ（ストックリン®），エトラビリン（インテレンス®）はCYP3A4を誘導，またエファビレンツはCYP3A4を阻害，エトラビリンはCYP2C9・2C19を阻害します．これらの薬剤は併用薬の血中濃度を上昇もしくは低下させる可能性があります．

このように抗HIV薬の相互作用は複雑であり，薬剤師と連携し適切な薬物治療を行うことをお勧めします．

表2　抗HIV薬の代謝酵素へ与える影響

分類	一般名	商品名	酵素阻害	酵素誘導
非核酸系逆転写酵素阻害薬	エファビレンツ	ストックリン®	CYP2C9, CYP2C19, CYP3A4	CYP2C9, CYP2C19, CYP3A4
	エトラビリン	インテレンス®	CYP2C9, CYP2C19	CYP3A4
プロテアーゼ阻害薬	リトナビル	ノービア®	CYP3A4	CYP2C9, CYP2C19,
	ロピナビル	カレトラ®	CYP3A4	
	ホスアンプレナビル	レクシヴァ®	CYP3A4	
	アタザナビル	レイアタッツ®	CYP3A4	
	ダルナビル	プリジスタ®	CYP3A4	
合剤（インテグラーゼ阻害薬）(single tablet regimen)	コビシスタット，エルビテグラビル，エムトリシタビン，テノホビル	スタリビルド®	CYP3A4, CYP2D6（コビシスタット）	CYP2C9（エルビテグラビル）

コラム塾 2　抗HIV薬の相互作用情報

抗HIV薬の相互作用は本邦のデータのみでは不十分のこともあり，海外のデータなども参照していく必要があります．以下のサイトを参考にしてください（表3）．

表3　抗HIV薬の相互作用のWeb情報

国内	添付文書（PMDA）	http://www.pmda.go.jp
	抗HIV薬の薬物動態に関する臨床研究	http://www.psaj.com
	中四国エイズセンター	http://www.aids-chushi.or.jp
	FUKUADO　抗HIV薬総合情報サイト	http://hiv-pharm.net
海外	DHHSガイドライン（AIDS inbfo）	http://www.aidsinfo.nih.gov/guidelines
	HIV Medication Guide	http://www.hivmedicationguide.com
	The University of Liverpool	http://www.hiv-druginteractions.org
	HIV InSite	http://hivinsite.ucsf.edu

HIVをめぐるコメディカルの関わり方（薬剤師）を伝授します

 他職種のチームワークがよい医療を
 アドヒアランスを薬剤師の使命に
 薬剤師に相互作用の番人を

●文献
1) 平成28年度厚生労働科学研究費補助金エイズ対策研究事業（エイズ対策政策研究事業）HIV感染症及びその合併症の課題を克服する研究班：抗HIV治療ガイドライン（2016年3月）．
2) Paterson DL, Swindells S, Mohr J, Brester M, Vergis EN, Squier C, Wagener MM, Singh N：Adherence to protease inhibitor therapy and outcomes in patients with HIV infection. Ann Intern Med. 2000 Jul 4;133(1):21-30.
3) 川口崇, 関根祐介, 東加奈子, 山口拓洋, 添田博, 竹内裕紀, 天野景裕, 福武勝幸, 石貴雄, 畝崎榮：患者の治療選択における意思決定の葛藤を指標とした薬剤師の服薬カウンセリング効果の定量的評価法—HIV感染症患者を対象とした解析—. 医療薬学. 2013, 39, 689-699.
4) 杉山正康：薬の相互作用としくみ　全面改訂版. 日経BP社, 2012年.

その6 HIV をめぐるコメディカルの関わり方
3. MSW

HIV 診療の Real Pearl

- リアル1：MSW は「生活者の視点」で関わる人
- リアル2：在宅医療の準備の鍵は多職種連携カンファレンスだ
- リアル3：利用できる介護施設を開拓するには出前研修だ
- リアル4：就労支援は多様化している．まずは相談を

リアル1：MSW は「生活者の視点」で関わる人

　医療ソーシャルワーカー [medical social worker；MSW] は，患者さんの「生活」に着目して支援する職種です．ART 療法 [anti-retroviral therapy] の進歩で長期に及ぶ療養生活，その間の多様なライフイベントと生活障害に対して支援をしています．HIV 感染症に罹患したことにより，ライフイベントに大きな障害が生じやすくなります．MSW は，その人らしい人生や生活が送ることができるように支援します．例えば，

1. 身体障害者手帳の申請・自立支援医療の利用・障害年金の申請
2. 利用できる福祉制度の紹介
3. 社会復帰や就労支援
4. プライバシー保護

などさまざまな相談に対応しています.

　そして，患者さん自身が当事者として自己決定をしていく支援を MSW は行います．必要に応じて手続き代行もしますが，

主体はあくまで患者さん自身

です．HIV/エイズ診療拠点病院等では，MSW が配置されており，初診時あるいは通院を始めた初期の段階で患者さんと面談しています．告知後の心理的な支援，医療福祉制度の利用支援を行い，医師・看護師・カウンセラーや MSW など，患者さんを支える多職種のスタッフがいることを伝えています．

リアル2：在宅医療の準備の鍵は　　　多職種連携カンファレンスだ

　HIV 陽性者の増加とともに，高齢化が進行しています．HIV に関わる合併症を含めて治療が行われる機会も増えています．入院治療から在宅医療に繋いでいく場合，地域のさまざまな職種と連携をとります．すなわち訪問診療の医師，訪問看護ステーションの看護師，介護事業所のケアマネージャーやホームヘルパー，福祉用具を担当する事業者などです．そして入院中から退院に向けたカンファレンスをします．地域との継続的な連絡調整の体制を組み，いわば MSW は「地域におけるコーディネーターの役割」を担うのです．

　支援するときのポイントは，

プライバシーの保護と自己決定

です．つまり「HIV 陽性者自身の情報がどこまで開示されているのか？」「どう守られているのか？」を明らかにし，それぞれの「専門職には守秘義務が課されている」ことなどを伝えることで，患者さん自身の自己決定を支えるわけです．

リアル3：利用できる介護施設を開拓するには出前研修だ

　高齢者介護施設での受け入れが，HIV 感染を理由に困難に直面する場合がまだまだあります．利用できる介護施設を開拓していくポイントに**出前研修**があります．HIV/エイズ診療拠点病院では，医師・看護師・MSW がチームを組んで出前研修を展開して，HIV/AIDS に対する差別と偏見をなくすための啓発活動に取り組んでいます．

　例えば，ある有料老人ホームを展開している企業への出前研修では大きな変化が生まれました．研修後の感想では「正しい知識をもって対応することが，いかに大切かを強く感じることができた」「スタンダードプリコーションの徹底により，HIV 陽性者の人の受け入れが十分可能であると感じた」等の感想が寄せられています．医療療養型の病院でも受け入れの実績がつくられ始めています．また，地域ではシェアハウスの取り組みなど，地域包括ケアシステムを展開していく実践も勧められています．

　しかし，HIV 診療の専門医がまだまだ少ないことや，療養型病院における抗 HIV 薬の処方は出来高算定可能となっていても，HIV ウイルス量等の諸検査は包括に含まれてしまうなど，まだ課題は残されています．

HIV 診療こぼれ話2　**出前研修・HIV 診療の啓発が大事**

　出前研修を展開してみて，HIV 診療の現在・HIV 感染症についての啓発が改めて大事なことを痛感しました．研修受講の感想にもありますが，HIV 感染症・AIDS について，**1986 年 AIDS パニック当時で時間が止まっている認識が一般にまだまだあります**．また，抗 HIV 薬を服用すれば大丈夫と楽観し，ハイリスクな性的接触行動を続けてしまう場合なども見受けられます．HIV 診療はこれからも新薬の開発や治療ガイドラインの更新などで急速に進歩していきます．「正しい最新情報をいかに伝えていくのか？」が，医療者にとっても，一般市民の方にとっても重要と思います．出前研修はその1つのチャンネルです．

リアル4：就労支援は多様化している．まずは相談を

　HIV陽性者は就労可能な年齢層も多く，療養により再就職・キャリアチェンジなどの就労に関わる相談が多いのも特徴です．「HIV陽性者ということを開示して就職活動を行うのか？」「非開示で行うのか？」の出発点の検討は大切です．それは

1. ハローワークで，身体障害者枠で求職するのか…
2. 一般就労で求職するのか…

と同じことを意味しています．障害者総合支援法のもとで，就労支援を積極的に展開している団体や法人があります．HIV陽性者の療養生活を支えながら，その人なりの就職活動を支援していきます．求職活動中から就労後のフォローも行います．

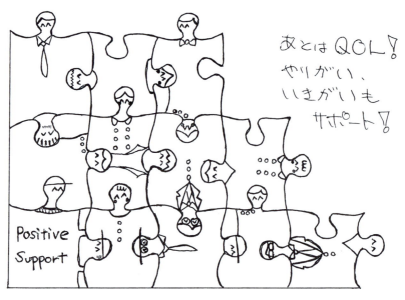

ハローワークで，身体障害者枠で求職するのか…．それとも，一般就労で求職するのか…．「患者さん自身」が自己決定する

HIV/AIDS に関して『職場におけるエイズ問題ガイドライン』（通知平成7年2月20日）[1)2)] において「労働者に対し，HIV が日常の職場生活では感染しないことを周知徹底し，職場において同僚の労働者の科学的に根拠のない恐怖や誤解，偏見による差別や混乱が生じることを防止する」と定められていますが，現状では残念ながら，HIV 陽性を告知した従業員への不当な人事異動や解雇，退職勧奨が行われる事例も報告されています．現実では，企業も多様な価値観をもっていることを伝え，ともに考えていく姿勢が問われます．

HIV をめぐるコメディカルの関わり方（MSW）を伝授します

1. MSW は患者さんの「生活」に着目して支援する人
2. 地域におけるコーディネートの鍵は多職種カンファレンス
3. 高齢者介護施設の受け入れ促進には「出前研修」が有効だ
4. 就労をめぐる相談は多様化している．まずは相談を

●文献
1) 平成25年度厚生労働科学研究費補助金エイズ対策研究事業「HIV 感染症の医療体制整備に関する研究」HIV – SW ミニマムスタンダードハンドブック．
2) 平成26年度厚生労働科学研究費補助金エイズ対策研究事業「HIV 感染症の医療体制の整備に関する研究」HIV/AIDS ソーシャルワーク Q＆A ブック．

その7 HIV感染者の針刺し事故への対応

HIV診療のReal Pearl

- リアル1：HIVの針刺し事故による感染リスクは約0.3％
- リアル2：予防内服は可及的速やかに（できれば2時間以内）
- リアル3：予防内服の第一推奨は「ツルバダ®＋アイセントレス®」
- リアル4：特殊なケースは専門家に相談

リアル1：HIVの針刺し事故による感染リスクは約0.3％

　医療従事者におけるHIVの針刺し事故による感染リスクは，経皮的曝露では0.3％（95％信頼区間＝0.2～0.5％），粘膜曝露では約0.09％（95％信頼区間＝0.006～0.5％）と報告されています[1]．B型肝炎（HBe抗原陽性で約40％，HBe抗体陽性で約10％）やC型肝炎（約2％）に比べると非常に低い感染率です．

　感染予防の基本は標準予防策の遵守であり，ほかの感染症と同様に「リキャップ」や「翼状針」使用時に感染が起きやすいので，注意が必要です．現状では

HIVの血液・体液曝露後に
感染成立を完全に予防する方法は確立していません

　とはいっても，医療機関には院内の針刺し事故対策マニュアルが用意されているはずなので，事故が起きる前からある程度は流れを把握しておく必要があります．

リアル2:予防内服は可及的速やかに(できれば2時間以内)

実際に針刺し事故が発生した場合は,以下の手順で対応します.

1 まずは局所を洗浄

原因器材(針,アンプルなど)に血液等の汚染がある場合は,ただちに局所洗浄を行います.血液または体液に曝露された創部または皮膚は石鹸と流水によって十分に洗浄します.ポビドンヨードや消毒用エタノールの効果は確立していません.粘膜は流水で十分に洗浄します.口腔粘膜の汚染ではポビドンヨード含嗽水によるうがいを追加してもよいです.

原因器材に血液等の汚染がない場合,非感染性体液の曝露の場合は感染の危険性を考える必要はなく,傷の処置のみを行うだけでよいです(表1).HIVの曝露事故で感染の可能性が高いのは,曝露元患者がAIDSまたは「高ウイルス量(1,500コピー/mL以上)」「針(器具)が中空(針)」「血液・体液が肉眼的に見える」「血管内に刺入された後の器具(針)」「深い傷」の場合です(表2).

2 院内感染対策担当者に連絡

曝露部位の洗浄を行ってから,院内感染症対策担当者に事故の報告をします.

表1 感染性体液と非感染性体液[文献2)より]

感染性体液	非感染性体液 (外観上,非血性である場合)
・血液 ・血性体液 ・精液 ・膣分泌物 ・脳脊髄液 ・関節液 ・胸水 ・腹水 ・心嚢水 ・羊水	・便 ・唾液 ・鼻汁 ・痰 ・汗 ・涙 ・尿

表2 曝露の種類別の感染危険度［文献3）より］

	OR	95% CI
深い傷	15	6.0 〜 41
血液が肉眼的に見える器具	6.2	2.2 〜 21
血管内に挿入したあとの針	4.3	1.7 〜 12
AIDS 末期	5.6	2.0 〜 16

3 曝露元患者の感染症情報を確認

● 曝露元患者が判明している場合

主治医から曝露元患者に針刺し事故が発生した旨を説明し，感染症検査の同意を取り，感染症情報（HBs 抗原，HBs 抗体，HCV 抗体，HIV 抗体）を確認します．

● 曝露元患者が判明しているが検査に同意を得られない場合
● 曝露元患者が特定できない場合

すべての感染症が陽性として対応します．

4 曝露者の感染症情報を確認

曝露者においても，曝露元患者と同様に感染症情報を確認します．

5 抗 HIV 薬の予防内服を検討

曝露者が HIV 陰性で，曝露元患者が HIV 陽性，または感染情報が不明な場合は，**抗 HIV 薬の曝露後予防内服 [post-exposure prophylaxis；PEP]** を検討します．感染情報が不明な場合，曝露元患者の HIV 感染の可能性を推定し，予防内服を行うかを検討します．

CDC（米国疾病予防管理センター）のガイドラインでは，抗 HIV 薬の予防内服は，曝露事故が発生してからできるだけ早く（**2 時間以内が望ましい**）服用することが推奨されています[2]．そして

24 〜 36 時間以降の内服では効果が減弱する

と考えられています．

🎗 リアル3：予防内服の第一推奨は 「ツルバダ®＋アイセントレス®」

　CDC ガイドラインにおいて，かつては HIV 感染のリスク分類し，予防内服方法を 2 剤と 3 剤以上の 2 つに分けていました．しかし，現在のガイドラインでは 2 剤服用は廃止され，3 剤以上の服用と簡素化されました[2]．

　予防内服の第一推奨は以下の 2 剤です．

ツルバダ®（TVD）　1 回 1 錠，1 日 1 回[*]
アイセントレス®（RAL）　1 回 1 錠，1 日 2 回

　もし HIV 診療実績の少ない施設の場合は，少なくともこの薬剤を 1 回分だけ保管し，2 回目以降の服用は HIV/エイズ診療拠点病院・協力医療機関に処方を依頼しましょう．そして第 1 推奨薬の服用が適当でない場合は，専門家に相談しレジメンを決定します（表 3）．予防内服は曝露後 2 時間以内に開始し，4 週間継続することが推奨されています．

解説

　動物実験の結果では曝露後 24 時間から 36 時間以降に予防内服を開始すると有効性が劣るとされていますが，ヒトについては曝露後 36 時間以降に開始した予防内服の効果を否定する報告もないため，曝露から長時間が経過した場合であっても予防内服を検討してもよいでしょう[1]．

---

[*] ツルバダ® はビリアード®（TDF）とエムトリバ®（FTC）の合剤です．

表3 HIV曝露後予防のレジメン［文献1），2）より改変］

第1推奨
アイセントレス® (RAL) 1回1錠，1日2回 ツルバダ® (TVD) 1回1錠，1日1回

第2推奨
1群から1剤または薬剤ペアを選び，2群から核酸系逆転写酵素阻害薬2剤を選び組み合わせる．3群のテビケイは複数薬剤の合剤であり，1錠で第2推奨となる．

1群	2群
アイセントレス® (RAL)	ツルバダ® (TVD)
プリジスタナイーブ® (DRV) ＋ノービア® (RTV)	ビリアード® (TDF) ＋エピビル® (3TC)
インテレンス® (ETR)	コンビビル® (ZDV＋3TC)
エジュラント® (RPV)	レトロビル® (ZDV) ＋エムトリバ® (FTC)
レイアタッツ® (AIV) ＋ノービア® (RTV)	
カレトラ® (LPV/RTV)	3群
テビケイ® (DTG)	スタリビルド® (TDF＋FTC＋EVG＋COBI)

専門家と相談して使用する抗HIV薬
ザイアジェン® (ABC)
ストックリン® (EFV)
Fuzeon® (T20) 日本未承認　シーエルセントリ® (MVC)
インビラーゼ® (SQV)
ゼリット® (d4T)

曝露後予防薬として推奨されない抗HIV薬
ヴァイデックスEC® (ddI)
ビラセプト® (NFV)
Aptivus® (TPV) 日本未承認

曝露後予防として禁忌な抗HIV薬
ビラミューン® (NVP)

リアル 4：特殊なケースは専門家に相談

曝露者が妊娠している場合や，曝露元患者が HIV 耐性ウイルス株保有者の場合などの特殊なケースでは，専門家に相談し方針を決定することが推奨されます（表 4）．

表 4　専門家に相談することが推奨される状況［文献 2）より］

- 曝露の報告が遅延した場合（例えば 72 時間以上）
- 由来原不明の場合（針捨てボックス内や洗濯物内の針）
- 曝露者が妊娠している場合（または疑われる場合）
- 曝露者による授乳
- 由来ウイルスの薬剤耐性が明確（または疑われる場合）
- 初回曝露後予防開始後の毒性
- 曝露者における重篤な疾患

■ HIV 曝露後予防のフォローアップ

HIV 曝露後の検査は，(1) 曝露時，(2) 曝露後 6 週間目，(3) 曝露後 12 週間目，(4) 曝露後 24 週間目が推奨されています．検査の項目は HIV スクリーニング検査とともに，血算，肝機能検査，腎機能検査，感染症検査（B 型肝炎，C 型肝炎，梅毒，HTLV-1）を実施します．

HIV と HCV に重複感染した由来患者から曝露後，HCV に罹患したケースでは 48 週間目までの経過観察が推奨されています．

最後に，本章のまとめとして「HIV 針刺し事故のフローチャート」を用意しました．ご覧ください（図 1）．

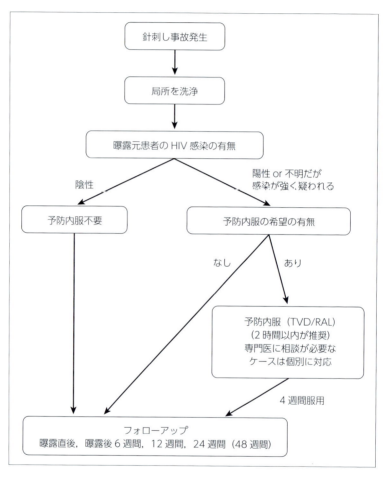

図1　HIV針刺し事故のフローチャート

> **HIV診療こぼれ話1**　「カレトラ®」か,「ストックリン®」か,選ぶならどっち?
>
> 　今から10年以上前, 2000年代前半のキードラッグといえば, ロピナビル・リトナビル(カレトラ®)か, エファビレンツ(ストックリン®)の二択の時代でした. 両者は抗ウイルス学的には優れた薬剤ですが, 非常に飲みにくい薬剤でした.
>
> 　カレトラは, 今では錠剤となり4錠分2ですが, 当初はジェリービーンズに似たオレンジ色のソフトカプセルで6カプセル分2という飲み方でした. サイズは今のカレトラ錠よりもひと回り大きく, 日本人, 特に女性には非常に飲みづらいものでした.
>
> 　最大の副作用に下痢があり, 止瀉薬(ロペミンなど)を一緒に処方するという, かなり荒っぽい処方をしていました. また, 暑いところに置いておくと, カプセルが変形してしまうため, 冷所保管が必要なとても扱いづらい剤型でした.
>
> 　一方, ストックリンも当時は200 mgのカプセルしかなく, 3カプセルを分1または分2で服用していました. 副作用は, 発疹, 眩暈, 悪夢がありました. 特に眩暈が強く出るため, 就寝前の服用を勧めていました.
>
> 　さて, もしあなたがこの時代にHIVの針刺し事故を起こした場合, カレトラとストックリンのどちらを選択しますか? できればどちらも服用したくないですよね. まさに究極の選択です. じつは筆者は, HIVの針刺し事故を起こしたことがあり, カレトラを1ヵ月服用した経験があります. **カレトラの下痢は我慢できるが, ストックリンの眩暈, 皮疹はとても我慢できない**と考えたからです. 結果的には4週間服用を継続できましたが, それはそれはひどい経験でした. 下痢は突然襲ってくるし, 12時間ごとに, カレトラ3カプセルを吐きそうになりながら, 何とか飲んだものです.
>
> 　当時は本当にこんな薬しかなかったのでしょうがないのですが, 大変な薬を患者さんに勧めていたものです.「服薬率90%以上」などとよく気安くいえていたものです. 筆者はたった1カ月で音を上げましたが, 患者さんは永続的に飲む必要があります. 現在では第一推奨から外れた両薬剤ですが, 10年以上もずっと飲み続けている患者さんもいます. 筆者はそれらの患者さんたちには頭が上がりません.

HIV感染者の針刺し事故への対応を伝授します

 HIVの針刺し事故の感染予防は標準予防策で変わりなし
 予防内服は2時間以内に開始すべし
 ツルバダ, アイセントレスを服用すべし
 特殊なケースは専門家に相談すべし

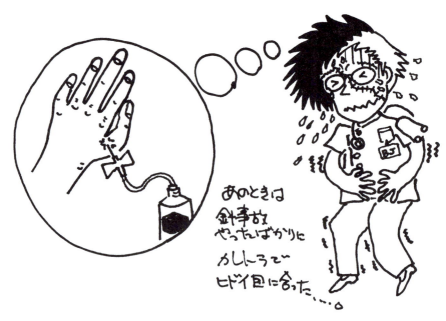

2000年当時は「カトレラ」や「ストックリン」の副作用で、大変…

●文献
1) 平成 27 年度厚生労働科学研究費補助金エイズ対策研究事業（エイズ対策政策研究事業）HIV 感染症及びその合併症の課題を克服する研究班：抗 HIV 治療ガイドライン（2016 年 3 月）．
2) Kuhar DT1, Henderson DK, Struble KA, Heneine W, Thomas V, Cheever LW, Gomaa A, Panlilio AL; US Public Health Service Working Group：Updated US Public Health Service guidelines for the management of occupational exposures to human immunodeficiency virus and recommendations for postexposure prophylaxis.Infect Control Hosp Epidemiol. 2013 Sep;34(9)：875-92.
3) Young TN, Arens FJ, Kennedy GE, Laurie JW, Rutherford Gw.Antiretroviral post-exposure prophylaxis (PEP) for occupational HIV exposure.Cochrane Database Syst Rev. 2007 Jan 24;(1).

その8 ARTの考え方

HIV診療の Real Pearl
- リアル1：どんなにいい薬も飲まなければ効かない
- リアル2：B型肝炎合併にご注意
- リアル3：その併用薬，大丈夫ですか？
- リアル4：副作用は短期と長期に分けて考えよう

　本章では，HIV感染症診療のメインとなるART［anti-retroviral therapy，抗レトロウイルス療法］（または抗HIV療法）の考え方について説明します．実臨床のリアルパールを提示する前に，まずはARTの基本的な考え方からご覧ください．

基本概念

　抗HIV薬は服用回数の減少，合剤化（一錠化，STR：single tablet regimen），食事の影響なしに内服できるもの，耐性ウイルスにも有効な新薬の開発など日々進歩しています．

　2016年時点では，多くの患者さんたちで血液中のHIV量を検出感度未満に至らしめるほどにHIV複製を抑制可能です．しかしHIVの体内からの完全な排除は，まだまだ先のことであると思われます．

　治療薬の選択や変更は，標準的な治療を提唱しているガイドラインに基づいて行います．『抗HIV治療ガイドライン』には，有名なものがいくつかありますが，本邦では，米国保健福祉省（Department of Health and Human Services：DHHS）の『HIV感染症治療ガイドライン』（Guidelines for the Use of Antiretroviral Agents in HIV-1-Infected Adults and Adolescents）[1]が最も重要視されています．

このガイドラインは年に1回ないし2回という高頻度で更新されます．本邦における『抗HIV治療ガイドライン』[2]の内容はDHHSのガイドラインの内容に強く影響を受けています．日本の『抗HIV治療ガイドライン』は，人種差や社会制度の違い，薬剤の認可・発売などを加味してつくられていますので，初学者には利用しやすいと思います（http://www.haart-support.jp/guideline.htm）．

現在，本邦で処方頻度の高い具体的な薬剤については，国立病院機構大阪医療センター薬剤部作成の抗HIV薬一覧表[3]がわかりやすく，薬のサイズも色も実物大にまとまっています（表1）．

コラム塾1　ガイドラインの変更よりも，患者目線が大事

最適治療は変化するため，常に最新のガイドラインを確認する必要があります．ただ，患者さんの治療経過が良好な場合には，ガイドラインで使用している薬剤の推奨度が下がったからといって，患者さんの処方を変更すべきと考える必要はありません．

薬の変更によって，内服錠数や回数が減り食後などの制限がなくなるなど，アドヒアランスが改善する可能性があるので，新薬についての情報提供をします．しかし，「今まで1日2回の内服が生活の一部になっており，副作用もないので今までどおりの薬を続けたい」と希望する患者さんも意外に多くおられます．

新しい薬は副作用も未知であり，最新の推奨薬から外れても，本人にとっては困った副作用もなく，うまくいっている治療であれば，その継続は決して間違いではありません．

HIV感染症治療の原則[4]

- 治療の目標は血中のHIV-1 RNA量を検出限界以下に抑え続けることです．これによりCD4数を回復・維持することができます．
- 治療は3剤以上からなるARTで開始すべきです．耐性ウイルスをつくらないためです．
- 治療によりCD4数が改善しても，治療を中止してはいけません．抗HIV薬の効果は原則として服用している期間しか持続しません．治療中止により血中のHIV-1 RNA量は数週で増加し，数カ月でCD4数は治療開始前の最低値まで低下します．

✔ ARTの目的

古典的な意義としては

- 死亡率を下げる
- AIDS合併症罹患率を下げる
- 免疫機能を回復させる
- より強力なウイルス抑制

これらに加えて，現代的な意義として

- 感染拡大を予防する
- 非AIDS合併症（心血管・腎・骨などの臓器障害）を防ぐ

があります．

✔ 予防としての治療

　CD4数が350〜550/μLのHIV感染者1,763例を,「早期治療開始群」と「CD4 < 250/μLもしくはAIDS発症するまで治療を遅らせる群」とに1対1で割り付け，HIV陰性パートナーへの感染率を観察したHPTN 052試験[5]において，

ARTはパートナーへのHIV感染を96％減少させ，
早期の治療開始はHIVの感染伝播の予防に有効である

ことが証明されました（図1）．そこで新たな感染を予防する意味で，「早期治療の意義」が強調されるようになったのです．

表1 抗HIV薬一覧表［文献3）国立病院機構大阪医療センター薬剤部作成より］

核酸系逆転写酵素阻害薬

商品名・略名	一般名（含有量）	用法・用量（30日分薬価）	食事の影響	主な副作用と注意事項
コンビビル（COM） ZDV/3TCの配合剤	ジドブジン＋ラミブジン（300mg+150mg）	1回1錠 1日2回 （¥96,936）	なし	食欲不振、嘔気、全身倦怠感、貧血、血小板減少、頭痛、筋肉痛、味覚倒錯 中止によるB型慢性肝炎の悪化＊
エプジコム（EZC） ABC/3TCの配合剤	アバカビル硫酸塩＋ラミブジン（600mg+300mg）	1回1錠 1日1回 （¥119,433）	なし	発疹、過敏症 過敏症の発現により本剤の投与を中止した患者への再投与不可 中止によるB型慢性肝炎の悪化＊
ツルバダ（TVD） FTC/TDFの配合剤	エムトリシタビン＋テノホビルジソプロキシルフマル酸塩（200mg+300mg）	1回1錠 1日1回 （¥115,908）	なし	腎機能障害、腹部膨満感、皮膚変色 中止によるB型慢性肝炎の悪化＊
ビリアード（TDF）	テノホビルジソプロキシルフマル酸塩（300mg）	1回1錠 1日1回 （¥61,344）	なし	腎機能障害、腹部膨満感 中止によるB型慢性肝炎の悪化＊
エムトリバ（FTC）	エムトリシタビン（200mg）	1回1Cap 1日1回 （¥49,929）	なし	皮膚変色 中止によるB型慢性肝炎の悪化＊
ザイアジェン（ABC）	アバカビル硫酸塩（300mg）	1回1錠1日2回 もしくは 1回2錠1日1回 （¥51,780）	なし	発疹、過敏症 過敏症の発現により本剤の投与を中止した患者への再投与不可
エピビル（3TC）	ラミブジン（300mg）	1回1錠 1日1回 （¥49,473）	なし	中止によるB型慢性肝炎の悪化＊

＊海外でHBVに対する効果が認められている

非核酸系逆転写酵素阻害薬

商品名・略名	一般名（含有量）	用法・用量（30日分薬価）	食事の影響	主な副作用と注意事項
インテレンス（ETR）	エトラビリン（100mg）	1回2錠 1日2回 （¥76,368）	食後	発疹、肝機能異常
エジュラント（RPV）	リルピビリン塩酸塩（25mg）	1回1錠 1日1回 （¥63,261）	食後	頭痛、嘔気、不眠症、浮動性めまい

非核酸系逆転写酵素阻害薬＋核酸系逆転写酵素阻害薬

商品名・略名	一般名（含有量）	用法・用量（30日分薬価）	食事の影響	主な副作用と注意事項
コムプレラ（CMP） RPV/FTC/TDFの配合剤	リルピビリン＋エムトリシタビン＋テノホビルジソプロキシルフマル酸塩（25mg+200mg+300mg）	1回1錠 1日1回 （¥174,534）	食後	腎機能障害、腹部膨満感、皮膚変色、頭痛、嘔気、不眠症、浮動性めまい 中止によるB型慢性肝炎の悪化＊

表1 （続き）

商品名・略名	一般名（含有量）	用法・用量（30日分薬価）	食事の影響	主な副作用と注意事項
プロテアーゼ阻害薬				
カレトラ（LPV/rtv）	ロピナビル＋リトナビル（200mg+50mg）	1回2錠1日2回 または 1回4錠1日1回（¥39,684）	なし	下痢、嘔気、腹痛、無力症、頭痛、不整脈、リポジストロフィー
プリジスタナイーブ（DRV）	ダルナビルエタノール付加物（800mg）	1回各1錠1日1回（¥60,084）	食後	頭痛、下痢、発疹、嘔気、リポジストロフィー
インテグラーゼ阻害薬				
アイセントレス（RAL）	ラルテグラビルカリウム（400mg）	1回1錠1日2回（¥93,216）	なし	頭痛、掻痒感
テビケイ（DTG）	ドルテグラビルナトリウム（50mg）	1回1錠1日1回（¥97,878）（インテグラーゼ阻害薬に対する耐性を有する場合 1回1錠1日2回）	なし	悪心、下痢、頭痛、不眠
インテグラーゼ阻害薬＋核酸系逆転写酵素阻害薬				
ゲンボイヤ（GEN） EVG/COBI/FTC/TAFの配合剤	エルビテグラビル＋コビシスタット＋エムトリシタビン＋テノホビルアラフェナミドフマル酸塩（150mg+150mg+200mg+11.2mg）	1回1錠1日1回（¥208,263）	食後	腹部膨満感、皮膚変色、悪心、下痢、異夢、頭痛 中止によるB型慢性肝炎の悪化*
スタリビルド（STB） EVG/COBI/FTC/TDFの配合剤	エルビテグラビル＋コビシスタット＋エムトリシタビン＋テノホビルジソプロキシルフマル酸塩（150mg+150mg+200mg+300mg）	1回1錠1日1回（¥208,263）	食後	腎機能障害、腹部膨満感、皮膚変色、悪心、下痢、異夢、頭痛 中止によるB型慢性肝炎の悪化*
トリーメク（TRI） DTG/ABC/3TCの配合剤	ドルテグラビルナトリウム＋アバカビル硫酸塩＋ラミブジン（50mg+600mg+300mg）	1回1錠1日1回（¥210,009）	なし	発疹、過敏症、悪心、下痢、頭痛、不眠 過敏症の発現により本剤の投与を中止した患者への再投与不可 中止によるB型慢性肝炎の悪化*
CCR5阻害薬				
シーエルセントリ（MVC）	マラビロク（150mg）	1回2錠1日2回（¥281,268）強力なCYP3A4阻害剤を併用する場合 1回1錠1日2回 強力なCYP3A4誘導剤を併用する場合 1回4錠1日2回	なし	疲労、発疹、浮動性めまい

国立病院機構大阪医療センター薬剤部　2016.7

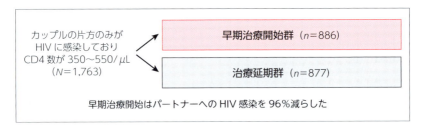

図1 HPTN 052：HIV 陽性と陰性の異性間カップルでの感染予防としての ART ［文献 5) より］

✅「いつ開始するか？」は，もはや問題ではない！

「いつ開始するか？」については，長年，そのコンセンサスが揺れ動いてきました．しかし現在は，前述の『抗 HIV 治療ガイドライン』[2] でも，『HIV 感染症「治療の手引き」第 19 版』[4] でも「CD4 数に関わらず，すべての HIV 感染者に治療を推奨」と書きかえられました．

2015 年に発表された大規模比較試験（START 試験[6]）の結果が，その根拠です（図 2，図 3）．CD4 数が 500/µL を超えている成人 4,685 例を「ART を速やかに開始する群」と「CD4 数が 350/µL に減少するまで治療を延期する群」とにランダムに割り付けて，3 年間フォローアップしたところ，AIDS 関連 / 非関連の重篤な事象および死亡からなる主要複合エンドポイントの発生率は，

即時 ART 開始群で治療延期群に比べて 57％低かった

という中間結果が得られ，早期治療の圧倒的優位性により試験は中途で打ち切りとなりました．治療延期群の実際の ART 開始時の CD4 数の中央値は 408/µL でした．CD4 数が 500/µL より多い状態でも ART を開始するメリットが大変大きいという最終結論がついたのです．

2016 年現在，日本では HIV 感染者医療に対して医療費補助（身体障害者手帳，自立支援医療）を行う制度があります．しかし，CD4 数が 500/µL 以上でウイルス量が 5,000 コピー /mL 未満の場合は制度の適用外となってしまいます．最善の HIV 医療を行うためには，制度の適応範囲をひろげることは喫緊の課題です．

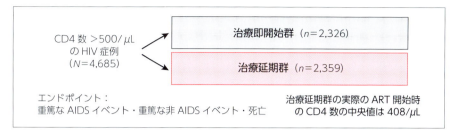

図2 START試験:無症候の治療経験のない患者における治療即開始群と治療延期群 [文献6) より]

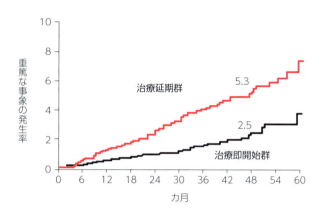

治療即開始群では深刻なイベントや死亡が57%減少

図3 START試験 [文献6) より]

　全員治療の時代に入ったとはいえ，治療開始には一定の覚悟が必要です．医師が治療開始を勧奨しても患者さんの準備が整っていない場合には，うまくいきません．不必要に待ちすぎるのはよくないということをしっかり説明したうえで，転職や転居などの患者さんの生活パターンの変化するタイミングとの調整を図りましょう．薬を飲むのは，患者さん本人だからです．

✓ 作用機序別の薬の種類

抗HIV薬は有効部位により分類されます．表1を見ながら読み進めていってください．

抗HIV薬の分類

- 核酸系逆転写酵素阻害薬（nucleoside/nucleotide reverse transcriptase inhibitor；NRTI）
- 非核酸系逆転写酵素阻害薬（non-nucleoside reverse transcriptase inhibitor；NNRTI）
- インテグラーゼ阻害薬（integrase strand transfer inhibitor；INSTI）
- プロテアーゼ阻害薬（protease inhibitor；PI）
- ケモカインレセプター拮抗薬（chemokine co-receptor antagonist）

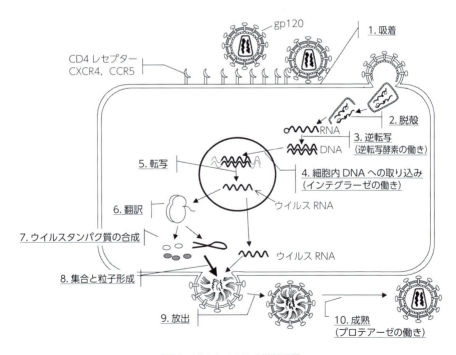

図4 HIVウイルスの増殖過程

✓ 初回療法としての治療の原則

　基本的薬剤（バックボーン）として，核酸系逆転写酵素阻害薬（NRTI）2剤［実際には合剤．エムトリシタビン・テノホビル（ツルバダ®），ラミブジン・アバカビル（エプジコム®）など］を選択し，これに治療を決定的に強化する薬剤（キードラッグ）としてインテグラーゼ阻害薬（INSTI）1剤［ドルテグラビル（テビケイ®）やラルテグラビル（アイセントレス®），エルビテグラビル（スタリビルド®やゲンボイヤ®：両者とも合剤でエルビテビルを含む）］，もしくはプロテアーゼ阻害薬（PI）1剤［ダルナビル（プリジスタナイーブ®）をリトナビル（ノービア®）でブースト］，もしくは非核酸系逆転写酵素阻害薬（NNRTI）1剤［エファビレンツ（ストックリン®）やリルピビリン（エジュラント®）］を組み合わせます（表2）.

表2　初回治療として選択すべき抗HIV薬の組合せ［文献2）『抗HIV治療ガイドライン（2016年7月改訂）』．p22, 表V-2「初回療法として選択すべき抗HIV療法の組み合わせ」を引用］

推奨される組み合わせ	代替の組み合わせ
EVG/cobi/TDF/FTC（AI）*1, 2	EFV + TDF/FTC（BI）*6
EVG/cobi/TAF/FTC（AI）*2, 3	EFV + ABC/3TC（BI）*4, 6
DTG/ABC/3TC（AI）*2, 4	ATV + rtv + TDF/FTC（BI）*5
DRV + rtv + TDF/FTC（AI）	ATV + rtv + ABC/3TC（BI）*4, 5
RAL + TDF/FTC（AI）	DRV + rtv + ABC/3TC（BII）*4
DTG + TDF/FTC（AI）	RAL + ABC/3TC（BII）*4
RPV/TDF/FTC（BI）*2, 5	

注(1)：ABC/3TC，RPVは血中HIV-RNA量が10万コピー/mL未満の患者にのみ推奨．ただし，DTG/ABC/3TCはその限りではない．
注(2)：RAL以外はすべてQD．
注(3)：以下の薬剤は妊婦にも比較的安全に使用できる（DHHS perinatal guidelines 2015）：TDF/FTC，ABC/3TC，DRV + rtv，RAL，ATV + rtv．

薬剤の略称は表1を参照，＋rtv：少量のrtvを併用
BID；1日2回内服．QD；1日1回内服．
*1　EVG/cobi/TDF/FTCはクレアチニンクリアランスが70 mL/min未満の患者には開始すべきではない．
*2　EVG/cobi/TDF/FTC，EVG/cobi/TAF/FTC，DTG/ABC/3TC，RPV/TDF/FTCは1日1回1錠の合剤である．（なお，DTG/ABC/3TCとRPV/TDF/FTCはそれぞれ，DTG + ABC/3TC，RPV + TDF/FTCへの2剤に分けることも可能）
*3　EVG/cobi/TAF/FTCはクレアチニンクリアランスが30 mL/min未満の患者には開始すべきではない．
*4　HLA-B*5701を有する患者（日本人では稀）ではABCの過敏症に注意を要する．ABC投与により心筋梗塞の発症リスクが高まるという報告がある．
*5　RPV，ATVはプロトンポンプ阻害剤内服者には使用しない．
*6　EFVは妊娠初期又は妊娠する可能性が高い女性には使用を避ける．

ツルバダはエプジコムより抗ウイルス効果が強いですが，テビケイとの組み合わせのみにおいては，ツルバダとエプジコムの抗ウイルス効果は同等です．エプジコムに含まれるアバカビルは HLA-B*5701 を有する患者（アーリア系人種で 7％，日本人ではほぼ 0％）では過敏症の頻度が高いことが知られており，外国人の場合は事前に HLA 検査（ヴィーブヘルスケア株式会社に依頼可能）を行うことが勧められます．
　非核酸系逆転写酵素阻害薬（NNRTI）1 剤（ストックリン）は新規治療患者では選択しませんが，これまで継続して内服している症例で，特に副作用で困っていない場合は変更の必要はありません．

✓ 薬剤耐性検査

　米国では初回治療の際，すでに耐性 HIV に感染している例が 10％近くあり，DHHS guideline では初回治療前に耐性検査を実施することを推奨しています．日本では，何らかの薬剤耐性変異を有する新規 HIV/AIDS 診断症例は 8.5％ [7] と報告されています．
　耐性化によって高くなった薬剤効果のハードルを易々と乗り越えてしまう薬剤もあれば，乗り越えられない薬剤もあります．
　ラミブジン（エピビル®），ストックリンなどでは 1 個の耐性変異が入っただけでも臨床的に薬剤耐性となる（genetic barrier が低い）のに対し，ロビナビル・リトナビル（カレトラ®）やプリジスタ®などのプロテアーゼ阻害薬は複数の耐性変異が生じて，初めて臨床的な薬剤耐性を示します（genetic barrier が高い）．
　薬歴が不明確，あるクラスで治療失敗があったなどの状況下で治療を開始せざるを得ない場合，服薬維持に信頼を置けない場合には，薬剤耐性検査を依頼したうえで genetic barrier が高い薬剤を選択するのが常道です．
　耐性がある（＝薬剤効果がない）と表示されているものは信頼できますが，半年〜1 年以上前に使用していた薬剤では耐性の有無を検出できないことが多いので，検査結果を読む際には注意が必要です．

✓ 治療失敗

　血中 HIV-RNA 量をモニターして，ART の効果が十分であるかどうか判断し

ます．治療失敗とは，DHHS guideline[1] では治療の失敗を「血中 HIV-RNA 量を 200 コピー /mL 未満に維持できない状態」と定義しています．しかし血中 RNA 量が 500 コピー /mL 未満では薬剤耐性検査を行っても結果が得られないことが多いため，経過をみることになります．患者さんの服薬状況を聴取し，「服薬維持が確実であるが血中 HIV-RNA 量が 500 コピー /mL 以上」であれば，薬剤耐性検査の絶対的適応となります．その結果をもとに次の治療レジメンを決めることになります（表3）．

表3 薬剤耐性変異とその読み方［文献 2）『抗 HIV 治療ガイドライン（2016 年 7 月改訂）』．p42，表 Ⅵ-5-1「薬剤耐性変異とその読み方」を引用］

> **HIV 診療 こぼれ話 1** 処方の変更について
>
> それまでの治療がうまくいっている症例でも，新規薬剤に変更して治療のシンプル化を図ることがあります．しかし，抗 HIV 療法歴の長い（10 年以上）患者さんでは，カレトラの変更は慎重に行う必要があります．安易な変更で治療失敗を招くかもしれません．
>
> カレトラは高脂血症，薬剤性糖尿病，リポジストロフィーなど，代謝系の副作用や下痢の副作用があり，重篤な徐脈性不整脈[8] を引き起こすこともある使いにくい薬ながら，その抗ウイルス効果については，大変信頼されています．長い治療歴のなかで薬剤耐性をいくつか獲得し失敗を繰り返したのちに，カレトラを使用してようやくコントロールできたというケースは多いのです．薬剤耐性を陵駕して効果を示す場合があるので，カレトラが投与されている症例での処方変更については，それまでの服薬歴，耐性検査歴をよく確認のうえで行うべきです．

さて，ここからリアルパールを見ていきましょう．

リアル 1：どんなにいい薬も飲まなければ効かない

■ 中断注意　治療の"鍵"はアドヒアランス（表 4）

患者さんの勤務時間や食事の時間などのライフスタイルを聞き取りしたうえで，「服薬しやすいタイミングの設定」や「その人にとって許容できる副作用と

表 4　アドヒアランスを決定する要因

悪くする	よくする
アルコールや薬物常用	内服回数が少ない
自宅外の仕事	内服をしっかりするという信念
うつ状態	一緒に暮らしている人がいる
治療効果が実感できない	サポートの存在
病気が進行していない場合	日和見感染症などの既往歴
副作用の心配	治療の理解・耐性についての理解
内服が複雑な場合	

できない副作用が何なのか？」を明らかにします．医療者側で譲れない部分（「活動性B型肝炎の患者さんにはツルバダを選択する」「腎機能障害のある患者さんではツルバダは避ける」など）以外は，

患者さんの意向を尊重して一緒にレジメンを選びます

　医療者から押しつけられたのではなく，自分で決めたほうがアドヒアランスもよくなると考えるからです．内服のアドヒアランスに関しては，その6-2も参考にしてください．

■ 通院のアドヒアランス

　内服のアドヒアランスと同様に重要なのが通院のアドヒアランスです．病院との繋がりが途絶えてしまうことがなければ，大きな合併症を起こすことはまれです．しかし何かの事情で，通院が年単位で滞った場合，せっかく診断されていたにも関わらず，重篤な日和見疾患を合併してつらい思いをしたり，進行性多巣性白質脳症（progressive multifocal leukoencephalopathy；PML）やHIV関連神経認知障害（HIV-associated neurocognitive disorder；HAND）により寝たきりになったり認知症を合併することもあります．どんなにいい治療のある時代であっても，飲まなければ薬は効かないし，治療を受けられなければHIV感染症は死亡に至る疾患であり，

薬で命を繋いでいるということには変わりがありません

これについては患者さんによくよくわかってもらえるように説明しておく必要があります．

HIV診療こぼれ話2　薬を飲むのは「家の鍵を閉めるのと同じ…？」

　「飲み忘れは大丈夫ですか？」と外来でアドヒアランスのよい患者さんに聞いたときのこと．「内服はもう生活の一部なので，あまり意識していないんですよ．『家の鍵を閉めたのか？』を意識しないのと同じようなものです」とのこと．「なるほど！」と感心しました．「開始しても，飲めるかわからなくて不安…」と内服開始を躊躇している開始前の患者さんに教えてあげたい言葉です．

その8　ARTの考え方

■ いざというとき…，患者さんに予め伝えておくこと

　服薬アドヒアランスを守れなかった場合，HIVが薬剤耐性を獲得してしまいます．薬を切らさないように外来受診してもらうことは基本ですが，あと1週間分しか薬がないのに2週間後にしか受診できないような場合に，櫛の歯が抜けたように1週間分の薬をちびちび飲んで2週間もたせるように飲むのは最悪で，そのような場合に最もウイルスが耐性を獲得しやすくなります．

不十分な血中濃度で薬剤が存在する状態がもっとも高リスク

なのです．「いざというときに，どうしたらいいのか？」を患者さんに予め伝えておく必要があります．

　逆に，腹部の手術などで計画的に内服を中断する場合がありますが，ウイルス量が抑制されている状況下で計画的に中断する場合には薬剤耐性獲得の心配はほとんどありません．ストックリンを含むレジメンの場合のみ注意が必要です．

HIV 診療 こぼれ話 3　　残った薬だけ飲んでいました！！！

　「飲み忘れは大丈夫ですか？」と，毎回患者さんにアドヒアランスを確認しているつもりでいました．いつもは「検出せず」などのよい検査結果なのですが「790 コピー/mL」という微妙に高いウイルス量の結果だったので，薬を切らしていたのかな，と思いながら連絡して尋ねました．ところが（！）「1日1回のツルバダは忘れないのですが，1日2回のアイセントレスは飲み忘れがあって，アイセントレスだけ残っていたので，検査前何日間はアイセントレスだけ飲んでいました」と．多剤併用療法は耐性ウイルスを誘導しないためなのに，よかれと思ってわざわざ1剤の内服をしていたのです．自分の説明の足りなさを反省しました．通り一遍の「飲めていますか？」では，ダメなのですね．

リアル 2：B 型肝炎合併にご注意

　HIV と HBV の共感染はよくあることです．HBV の治療開始時に HIV の合併の有無を必ず確認してください．エンテカビル（バラクルード®）は HIV に対しても抗ウイルス効果をもつため，バラクルード単剤治療では HIV に対し不十分に効いてしまい，HIV が耐性化するリスクが高いからです．

　またツルバダには，テノホビルとエムトリシタビンの 2 剤の抗 HBV 薬が含まれます．エプジコムにはラミブジン 1 剤のみの抗 HBV 薬が含まれます．
　このため，活動性 B 型肝炎を合併している患者さんでの ART 選択ではツルバダを含んだレジメンを選択します．詳細はその 3-2-2 を参考ください．

 リアル 3：その併用薬，大丈夫ですか？

■ 薬物相互作用について

　HIV 感染症単独ではなく，高血圧，てんかん，メンタルヘルス疾患など，他疾患を合併している場合が多く見られます．特に，結核合併の場合にはリファンピシン（リファジン®）との相互作用が問題となります．ノービアとスタリビルドに含まれるコビシスタットは CYP3A4 を介した代謝経路であるため，多くの薬剤と薬物相互作用があります．併用する ART のトラフ血中濃度を上昇させて抗ウイルス効果を高め，薬剤耐性を起こしにくくするという利点の反面，ART 以外の併用薬とも相互作用があります．ノービアを含むプロテアーゼ阻害薬はリファジンと併用禁忌となっており，リファブチン（ミコブティン®）を選択する必要があります．インテグラーゼ阻害薬の中でもアイセントレスとテビケイは薬物相互作用が少なく，結核治療にあたってはそれらの薬剤を選択するというのもよく行われることです．
　また，悪性リンパ腫の有病率が HIV により 60 〜 200 倍増加しますが，抗がん剤との相互作用を考えた ART の選択が必要となります．治療にあたってはダウ

ンロード可能なので「HIV 関連悪性リンパ腫 治療の手引き Ver 3.0」[9]を参考にしてください.

そのほかシルデナフィル（バイアグラ®）やバルデナフィル（レビトラ®）は，主に CYP3A4 で代謝されます．医師に打ち明けてくれる場合は把握ができますが，知らないうちに使用していることもあるので，要注意です．

HIV 診療こぼれ話 4　違法薬物と ART の併用

MDMA（俗称：エクスタシー），覚醒剤はノービアとの併用で血中濃度の上昇が見られます．危険ドラッグは内容の詳細が明らかではありませんが，ノービアやコビシスタットで血中濃度が上昇し，痙攣するなどの危険な可能性は十分に考えられます．

HIV 診療こぼれ話 5　HIV 感染者の高齢化

「HIV 感染者で高齢化？　若い人の病気なんじゃないの？」と思われる人もいるかもしれません．図 5 のように東京医科大学病院で診療を受けている 50 歳以上の HIV 感染者の割合は，「2002 年には 9.8％」であったのが，「2012 年には 16.8％」まで増加しています[10]．今後はさらに増加することが予測されます．HIV 感染者では，慢性炎症による動脈硬化の促進などにより，若年でも高血圧などの生活習慣合併症を複数有する割合が高く，50 歳以上は高齢者というくくりに入ります．当然，併用薬も増えますから，薬物相互作用には一層の注意が必要です．

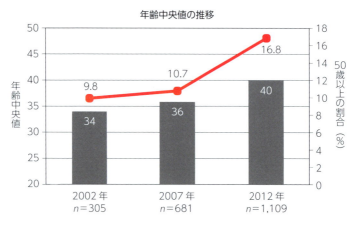

図 5　HIV 感染者の高齢化［文献 10) より］

リアル 4：副作用は短期と長期に分けて考えよう

ART の短期的な副作用と長期的な副作用

短期的な副作用としては，皮疹，消化器症状やめまいなどが代表的です．
長期的な副作用としては，次のようなものがあります．

- 乳酸アシドーシス

1990 年代に頻用された NRTI［特にサニルブジン（ゼリット®）（d4T）など d drug と呼ばれた一群の薬剤］のミトコンドリア障害によって引き起こされる病態．しばしば致死的な転帰を辿る場合がありました．

- リポジストロフィー

d drug や PI によりしばしば引き起こされた脂肪代謝分布異常．現在は上記のような副作用のある薬剤は治療の第一選択薬から外されています．

- 腎機能障害，骨粗鬆症

NRTI の中でもよく選択されるツルバダに含まれるテノホビルが，尿細管障害を主体とする腎機能障害を引き起こすことが注目されています．またテノホビルによる骨粗鬆症の発生率の上昇も知られています．しかしそれらの副作用の軽減を企図したプロドラッグであるテノホビル アラフェナミド（TAF）が合剤の形で発売予定であり［ゲンボイヤ®：エルビテグラビル／コビシスタット／エムトリシタビン／テノホビル アラフェナミド 10 mg の配合錠（2016 年 7 月 8 日発売）および Descovy®：エムトリシタビン／テノホビルアラフェナミド 25 mg の配合錠］，この本が出版される頃には，両薬とも日本でも発売されていることと思います．

免疫再構築症候群
（immune reconstitution inflammatory syndrome；IRIS）（図 6）

ART を開始したあとに，日和見感染症などが発症，再発，再増悪することがあります．これは，**ART により急速に免疫能が改善し，体内に存在する病原微生物などに対する免疫応答が過剰に誘導されることにより起こります**．この現象は厳密にいうと副作用というわけではありませんが，ART を開始したら「もう安心」なわけではなく，開始後であるからこそより注意深く診ていかねばならないというわけです．IRIS は「ART 開始時の CD4 数が 50/μL 以下など免疫不全

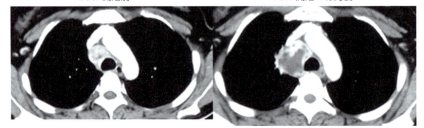

図6 免疫再構築症候群（IRIS）．ART開始後に結核性リンパ節炎のリンパ節腫脹の増悪が認められた症例．PSL（プレドニゾロン）を使用し発熱は改善．ARTは継続して外来通院とした

の進行した症例で頻度が高い」ことが知られており，外来で治療を開始するCD4数200/μL以上の症例では重篤な問題となることはあまりありません．

症例から学ぶ実際のART選択

さまざまな要素を考慮しながら表5の中から具体的な処方を選択し，その根拠を示せるようになりましょう．

表5 推奨療法のARTのイメージ［文献2］『抗HIV治療ガイドライン（2016年7月改訂）』．p22，表Ⅴ-3「推奨療法のARTのイメージ」を引用］

組み合わせ	服薬回数	服薬のタイミング	1日の錠剤数	1日に内服する錠剤
EVG/cobi/TDF/FTC	1	食直後	1	
EVG/cobi/TAF/FTC	1	食直後	1	
DTG/ABC/3TC	1	制限なし	1	
DTG ＋ TDF/FTC	1	制限なし	2	
DRV rtv ＋ TDF/FTC	1	食直後	3	
RAL ＋ TDF/FTC	2	制限なし	3	
RPV/TDF/FTC	1	食直後	1	

ART 開始前に考えるべきこととして，

- アドヒアランス（服薬維持が可能かどうか）
  飲みやすさ（1日1回か2回か）・副作用
- 薬物相互作用
- 合併症のリスク（心血管・肝疾患・腎臓病・精神疾患）

などが挙げられます．

続けられそうな薬を患者さんと一緒に選ぶ

・起床・就寝などの生活パターンは一定か，シフトで3交替などバラバラか？
・決まった時間にとる食事はあるか？
・内服回数の希望　1回か2回か

患者さん側の要素

・B型肝炎合併の有無
・腎機能障害の有無
・併用薬の有無
・うつ病の既往歴の有無
・アドヒアランスはよさそうか？

医療者側の要素

さあ，下の選択肢の中から実際に ART の組み合わせを選んでみましょう．

どのレジメンで治療しますか？

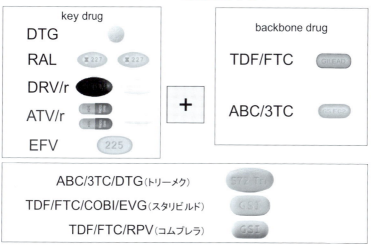

その8　ART の考え方

■症　例 1　30 歳代男性

- なんとなく健康チェックのため（リスクは自覚）検査を受けて陽性判明
- 既往歴：特になし
- CD4 数 435/μL　HIV-RNA 3.5×10^4 コピー/mL
- 腎機能：正常
- 常用薬なし
- HBV：HBs 抗原（－），HBs 抗体（－），HBc 抗体（－）
- 食事の時間は，朝はいつも同じ
- 1 日 1 回，1 錠の内服を希望

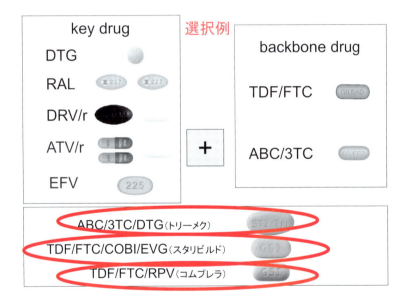

　この症例は状態のよい若者で合併症（表 6）もないので，合剤の 1 日 1 回 1 錠のものを選択可能です．ウイルス量が多い場合であれば，リルピビリン（コムプレラ®）は選択しません．

■ 症　例 2　30 歳代女性

- 既往歴：外国人のパートナーがいた時期があり，うつ病（−）
- 2 年前，術前検査で判明　CD4 数 380/μL　HIV-RNA 4.2×10^5 コピー /mL
- 2 カ月ごとの通院をしていたが，受診中断
- なんとなく体調がすぐれないため，3 年ぶりに受診
- CD4 数 148/μL　HIV-RNA 4.8×10^5 コピー /mL
- 腎機能：正常
- HBV：HBs 抗原（−），HBs 抗体（−），HBc 抗体（−）
- 生活は不規則だが，1 日 1 回なら決まった時間の食事あり
- 1 日 1 回の内服を希望
- 特に調子が悪くなかったから受診しなかった（また中断するかも…）

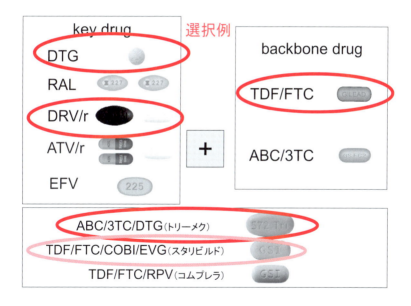

　アドヒアランスに不安がある症例では，プリジスタもしくはテビケイを選択します．

■ 症　例 3　50 歳代男性

- 既往歴：うつ病（−），糖尿病（−）
- 妻の HIV 陽性判明のため，検査を受けて陽性
- CD4 数 380/μL　HIV-RNA 4.2×10^6 コピー/mL
- 腎機能：正常
- HBV：HBs 抗原（＋），HBs 抗体（−），HBc 抗体（−）
- 食事の時間は不規則，食後の内服は困難
- 1 日 1 回の内服を希望

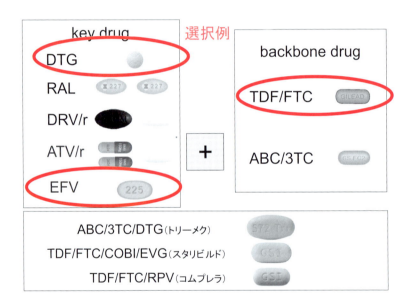

　食事に関係なく内服できるテビケイ（やストックリン）を選択します．ストックリンは推奨薬から外れたのでテビケイをより強く勧めます．食後でないと吸収が悪いプリジスタナイーブ/ノービアとスタリビルドは選択できません．B 型肝炎の合併があり，腎障害がないのでツルバダを選択します．高ウイルス量のためコムプレラは選択しません．

■ 症　例 4　40 歳代男性

- 3 週間続く発熱，頸部リンパ節腫脹のため受診
- CD4 数 46/μL，HIV-RNA 4.2×10^5 コピー/mL
- HBV：HBs 抗原（－），HBs 抗体（＋），HBc 抗体（＋）
- 腎機能：eGFR 72.5 mL/min，尿検査異常なし
- 胃液・血液培養で結核菌陽性（全感受性菌）
- INH＋RFP＋EB＋PZA により治療開始
- ほかに日和見疾患・合併症は認めない

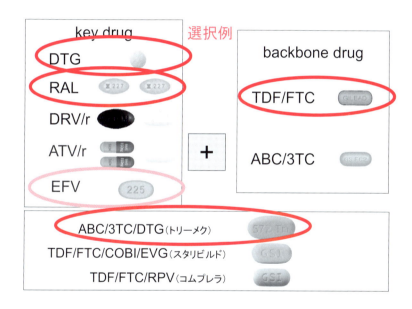

　リファマイシン系の薬剤を使うため相互作用のあるノービアやコビシスタットを含むスタリビルドは避けます．ウイルス量が多いのでツルバダを優先します．もしくは抗ウイルス効果の強いテビケイとエプジコムの合剤のドルテグラビル・アバカビル・ラミブジン（トリーメク®）を選択します．プリジスタナイーブ/ノービアをあえて選択する場合は，リファジンをミコブティン®に変更し，用量変更する必要があります．ストックリンは選択可能ですが，アイセントレスやテビケイが発売されてからは，IRIS で ART を中断する可能性のある際に血中濃度の持

続が長く中断しにくいこともあり，あまり使われなくなってきています．

また，IRIS とほかの日和見疾患発症のリスクとの兼ね合いにより，CD4 値に応じた ART 開始時期の推奨がありますが，議論の余地の残るところです．

抗結核薬と ART の相互作用

・リファンピシン併用が推奨されない薬剤
　－PI/r，EVG/COBI，RPV
・リファブチン用量調整が必要な薬剤：PI/r
・EACS guideline（ヨーロッパ AIDS 会議）における推奨 ART
　－第 1 選択　RAL ＋ TDF/FTC または EFV ＋ TDF/FTC
　－第 2 選択　PI/r ＋リファブチンまたは DTG ＋ TDF/FTC

結核合併例における ART 開始時期の推奨

・DHHS guideline（米国保健福祉省）
　➢ CD4 ＜ 50/μL：結核治療開始 2 週間以内に ART を開始するべき（AI）
　➢ CD4 ≧ 50/μL：重症例は結核治療開始 2 〜 4 週間以内，軽症なら 8 〜 12 週間に ART 開始
・IAS-USA guideline（国際エイズ会議，米国）
　➢ CD4 ＜ 50/μL：結核治療開始 2 週間以内に ART 開始（AIa）
　➢ CD4 ≧ 50/μL：結核治療開始 8 〜 12 週間に ART 開始（AIa）
・EACS guideline（ヨーロッパ AIDS 会議）
　➢ CD4 ＜ 50/μL：結核治療開始 2 週間以内に ART 開始
　➢ CD4 ＞ 50/μL：結核治療開始 8 〜 12 週間程度まで ART は待ってもよい
　　（相互作用・アドヒアランス・副作用などの問題があれば）

表6 合併症をともなう場合のART選択［文献1）より］

合併症	避けるべき薬剤	対策・選択肢
慢性腎臓病 （CrCl < 70）	EVG/COBI/TDF/FTC （ATV or DRV）/COBI + TDF TDF は避けることを考慮	ABC/3TC CrCl < 30 であれば 3TC も減量 DRV/RTV + RAL（VL < 10 万，CD4 > 200/μL に限定） LPV/RTV + 3TC TDF 用量を調整
骨粗鬆症	TDF は避けることを考慮	ABC/3TC
心血管疾患	ABC, LPVr は避けることを考慮	
脂質代謝異常	以下の薬剤を避けることを考慮 PI/RTV ABC EFV EVG/COBI	TDF 使用を考慮

ART の考え方を伝授します

1. ART や治療方針は急速に変化している
2. 患者さんの背景・副作用・合併症などを総合的に考慮して治療薬を決定する
3. 内服だけでなく，通院のアドヒアランスが予後を決める
4. 「内服するのは患者さん本人」という意味をかみしめよ！

●文献
1) DHHS: Guidelines for the Use of Antiretroviral Agents I HIV-1-Infected Adults and Adolescents（http://www.aidsinfo.nih.gov/guidelines）.
2) 平成 27 年度厚生労働科学研究費補助金エイズ対策研究事業（エイズ対策政策研究事業）HIV 感染症及びその合併症の課題を克服する研究班：抗 HIV 治療ガイドライン（2016 年 7 月改訂）（http://www.haart-support.jp/）.
3) 国立病院機構大阪医療センター薬剤科：抗 HIV 薬一覧表（http://www.onh.go.jp/khac/data/hivmedicine-list2016-07.pdf）.
4) 日本エイズ学会 HIV 感染症治療委員会：HIV 感染症「治療の手引き」第 19 版 2015 年 12 月発行（http://www.hivjp.org/）.
5) Cohen MS, Chen YQ, McCauley M, et al: Prevention of HIV-1 infection with early antiretroviral therapy. N Engl J Med 2011; 365(6): 493-505.
6) The INSIGHT START Study Group. Initiation of antiretroviral therapy in early asymptomatic HIV infection. N Engl J Med. 2015 Jul 20; [e-pub].
7) 厚生労働科学研究費補助金エイズ対策研究事業　平成 26 年度総括・分担研究報告書　研究代表者　杉浦亙：国内で流行する HIV とその薬剤耐性株の動向把握に関する研究.
8) Yotsumoto M, Kitano K, Saito H.: Bradycardia-tachycardia syndrome induced by lopinavir-ritonavir in a patient with AIDS. AIDS. 2005 Sep 23;19(14):1547-8.
9) 味澤 篤，永井宏和，小田原隆ほか：HIV 関連悪性リンパ腫 治療の手引き Ver.3.0. 日本エイズ学会誌．2016；18(1)：92-104.
10) 四本美保子，福武勝幸：高齢化時代のレトロウイルス感染者の将来と対策 HIV. 臨床と微生物．2013；40(6)：697-703.

クリニックレポート 診療所における HIV 診療

2000 年より開業している当院（新宿東口クリニック）は，新宿 3 丁目にあります．新宿駅に至近のため，新宿での就労者のみならず，買い物のついでや，通勤途中，観光中の海外旅行者など，患者さんは突然スマホで検索して来院したりします．

歌舞伎町，新宿 2 丁目にも隣接しているため，**コマーシャル・セックスワーカー [commercial sex worker；CSW]**（性産業に従事する人の意）やゲイの患者さんも多いです．したがって，待合室は老若男女，多国籍で人種のるつぼとなっています．

診療科目は，一般内科，性感染症内科，皮膚科，アレルギー科を標榜しており，感冒や胃腸炎などの急性疾患，生活習慣病，ざ瘡，アトピー性皮膚炎などの皮膚，アレルギー疾患のほか，HIV 感染症も予約なしで順次診療しています．各疾患の患者さんが同じ待合室にいても不思議と違和感がないのは，新宿だからと思われます．

2003 年 10 月より HIV 感染症の診療を開始．同時に自立支援医療指定機関として，当院と院外処方薬局は指定を受けました．月水金曜日は 20 時まで，土曜日は 14 時まで，祝祭日も月に 1～2 日ですが開院しています．患者さんがいつでも気安く受診できるため，当院では予約制としていません．

現在は約 800 名の HIV 感染者が登録しており，月に約 250 名が受診しています．レセプト件数が月に約 1,000 件あるので，約 25％が HIV 感染者です．ART の処方日数は 3 カ月処方が中心であり，年 4 回の診察で免疫機能の評価やアドヒアランスの確認のほか，性感染症（STD）の再感染の有無を確認するのが典型的な診療過程となっています．

当院のスタッフは，受付，看護師，私も含めて，全員がカウンセラーやソーシャルワーカーに近い役割をこなしています．まず，受付で保険証の確認をする際に，自立支援医療の更新もあわせて確認します．看護師は採血をしながら，医者には話せない悩みごとに傾聴します．私自身も HIV 告知時には，医療的な情報提供のみでなく，社会的な医療費助成の制度や，心理的な負担のサポートも診療時に行っています．

一方，当院では自費による HIV 迅速検査も行っています．受験者は月に約 100 名，陽性率は約 0.9％です．また日常の外来診療においても，STD の既往歴があるリスクの高い患者さんには積極的に HIV 検査を薦めています．院内で HIV を発見し，告知を行い，医療費助成の申請をして，治療を開始する経過に開業医としてやりがいを感じています．**当院のコンセプトは『Common Disease として HIV を診療する』**であり，実践できていると自負しています．

文／新宿東口クリニック　山中 晃

その9 HIV 治療開始後の長期合併症対策

HIV 診療の Real Pearl

- リアル1：HIV 感染症は慢性炎症性疾患，長期合併症の管理が重要
- リアル2：長期合併症を予防するためにも HIV の良好なコントロールが大切
- リアル3：古典的な危険因子も重要，禁煙も含め生活習慣の指導を積極的に行おう
- リアル4：薬剤の副作用は未解明なことが多い，常に新しい話題を知るようにしよう

リアル1：HIV 感染症は慢性炎症性疾患，長期合併症の管理が重要

　HIV 感染症の治療は大きく進歩し，不治の病から慢性疾患の1つへと劇的な変貌を遂げました．米国では，2015年には HIV 感染者の半数以上が50歳以上になったと推定されています．HIV 診療は日和見疾患の管理のみを行っていた時代から，生活習慣病や悪性腫瘍などの長期合併症とも付き合っていく時代となってきています．実際に HIV 感染者の方は，

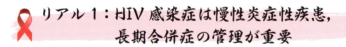

非感染者と比較して生活習慣病や悪性腫瘍のリスクが高い

ことが明らかになっています[1]．図1に示した症例のように複数の合併症を発症

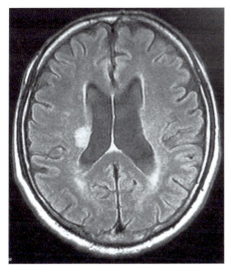 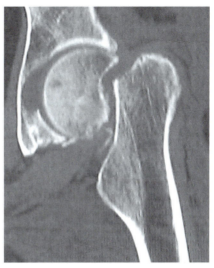

図1 脳梗塞＋大腿骨頚部骨折の症例．60歳代男性，HIV感染症で当科通院中．脳梗塞により左片麻痺出現，転倒して大腿骨頚部骨折．（左）MRI T2 FLAIR 右放線冠に高信号あり，脳梗塞．（右）左大腿骨CT，大腿骨頚部骨折

することもあり，QOLや生命予後に悪影響を与えることになります．

このような背景からHIV診療は

感染症のみの診療から総合診療的な診療へと変貌

しつつあります．米国や欧州ではプライマリケアを前提としたガイドラインも発表されています[2),3)]．日本における現状に即した指針としては，文献の4），5），6）が参考になると思います．ガイドラインが提唱するすべての推奨を実践するのは難しいですが，現状でできることを，これからの可能性も含めて，この章で触れてみたいと思います（詳細を述べると紙面が足りないため，ここは概略と捉えてください）．

🎗 **リアル2：長期合併症を予防するためにも
　　　　　HIVの良好なコントロールが大切**

🎗 **リアル3：古典的な危険因子も重要，
　　　　　禁煙も含め生活習慣の指導を積極的に行おう**

✓ 総　論

　長期合併症に共通する危険因子としては，**1** HIVによる影響，**2** HIVに直接関連のない生活習慣などの因子，**3** 抗HIV薬の副作用などが挙げられます．また，特にこれ以降は記載しませんが，**4** 加齢は重要な危険因子であり，すべての長期合併症にリスクとして関連します（表1）．

HIV感染者の日和見疾患に共通する危険因子

1 HIVによる影響
2 HIVに直接関連のない生活習慣などの因子
3 抗HIV薬の副作用など
4 加齢

　HIVがもたらす影響は「**慢性炎症**」がキーワードとなっています．HIVは治療中で血中ウイルス量が抑制されていても，少数のウイルス増殖が持続しているという報告があります．血管内皮細胞の障害や，サイトメガロウイルス（CMV）や肝炎ウイルスの共感染，免疫細胞の消耗による老化，腸管からの細菌の移行などが慢性炎症の状態を引き起こします（図2）．したがって，HIV感染者で注目されている長期合併症（性感染症や悪性腫瘍を除く）は，すべて慢性炎症による血管内皮細胞障害が関与しているといえます．古典的な危険因子と呼ばれる喫煙・過度の飲酒・偏った食生活・運動不足なども，これらの長期合併症への影響が大きい因子です．HIV感染者は喫煙者が多く，アルコール依存や薬物依存などが背景にある方もいます．HIVや抗HIV薬の副作用が注目される傾向はありますが，

じつは生活習慣が大きく影響している

部分もあります．

表1 長期合併症と危険因子

	主な危険因子（HIV・加齢は全疾患に共通）	検査	関連する抗HIV薬	治療的介入
慢性腎臓病	高血圧・糖尿病・薬剤性	血清Cr値，尿検査	TDF，ATV，IDV	高血圧・糖尿病の管理，腎毒性のある薬剤の回避
心血管疾患	高血圧・肥満・喫煙・糖尿病	動脈硬化関連検査	プロテアーゼ阻害薬（PI），ABC	生活習慣の改善
骨密度低下	生活習慣含め多数（HCV感染なども）	骨密度検査（DXA）	TDF，PI/r	生活習慣の改善・Ca，ビタミンD補充
糖尿病	カロリー摂取過剰・運動不足	空腹時血糖，HbA1c	PI	生活習慣の改善
脂質異常症	運動不足・カロリー摂取過剰・遺伝性	脂質検査（T-chol，LDL-C，HDL-C，TG）	PI（特にLPV/r）	生活習慣の改善（禁煙・肥満の予防・運動）スタチン・フィブラート
認知機能障害	複数あり，詳細は不明	認知機能検査（MMSE，HDSなど）	不明	不明

DXA（dual-energy X-ray absorptiometry，二重エネルギーX線吸収測定法），MMSE（mini mental state examination），HDS（HIV dementia scale）

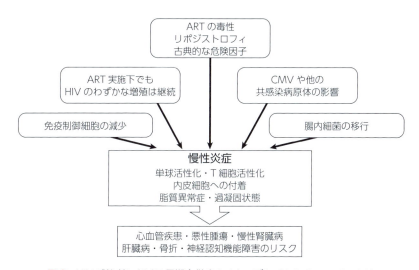

図2 HIV感染者における長期合併症のメカニズム［文献7）より引用改変］

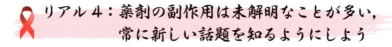
リアル 4：薬剤の副作用は未解明なことが多い，常に新しい話題を知るようにしよう

　ART の初期の薬剤は副作用が大きな問題でした．当時はわからなかった長期合併症への影響が，ある種の抗 HIV 薬で指摘されています．では，ART は長期合併症に対して悪影響しか起こさないのでしょうか？　ART による悪影響を評価した SMART study という研究[8]からは，ART を中断した群において心血管疾患・腎疾患・肝疾患という長期合併症のリスクが上昇することが示されています．**長期合併症を予防するためにも，有効な ART による HIV の抑制が重要なのです．**

　つまり，長期合併症対策の治療のポイントは，HIV の良好なコントロールを保ちつつ，古典的な危険因子（喫煙・運動不足・過度な飲酒・偏った食生活）を避けるということになります．

　また，抗 HIV 薬の副作用は重要ですが，新しい薬剤になるほど，その影響は少なくなっています．TDF（Tenofovir disoproxil fumarate）は腎・骨における副作用が指摘されていますが，TDF の新たなプロドラッグである TAF（Tenofovir alafenamide）が使用されるようになれば，大幅に改善するものと思われます．新たな長期合併症との関連が指摘される薬剤もあるでしょうから，**常に新しい情報を手に入れることは重要**です．しかし，それ以上に実際の HIV 診療で血圧を測定し，体重の変化や脂質検査・血糖のフォロー，生活習慣などに注目するという**プライマリケアの実践が，長期合併症の管理のうえで重要**であり，抗 HIV 薬の知識以上に必要なことかもしれません．

各　論

1 腎疾患

　HIVに関連した腎疾患としてはHIV腎症や慢性腎臓病が挙げられます．HIV腎症の発症には遺伝的な影響が強くアフリカ系に多く見られますが，日本人では極めてまれです．HIV腎症の場合は，HIVそのものが腎に悪影響を与えているため，HIV治療により改善が期待できます．

　一方で，**慢性腎臓病** [chronic kidney disease；CKD] という概念が長期合併症として重要です．透析に至る前段階であり，この時点で介入する必要性が指摘されています．またCKDは心血管疾患の独立した危険因子ともなる重要な疾患です．抗HIV薬で，現在でも使われている薬剤では，ATV（アタザナビル），TDFが関連を指摘されています．**高血圧・糖尿病**も重要な危険因子であり，これらの疾患を発症していないか確認する，早期介入を行うことが重要です．

　腎機能が極度に低下すると，維持透析が必要となります．HIV感染者の透析症例は増加傾向であり，CKDの有病率の高さからも透析に対して備えておく必要があります．HIV陽性者の維持透析に対応できる医療機関は限られており，今後の大きな課題です．

2 心血管疾患（脳血管疾患も含む）

　HIV感染者は**虚血性心疾患** [ischemic heart disease；IHD] が多いことも知られています．40歳代程度で急性心筋梗塞を発症する症例も見られます．米国の調査では非HIV感染者に比べて1.5倍程度とされています．最近の報告では減少しているという報告もあり，早期治療による効果か，合併症対策（脂質異常症の治療など）が積極的に行われるようになったことなどが考えられています．ART実施期間とともに心・脳血管疾患のリスクが上昇することが報告されています[9]．抗HIV薬との関連では，心血管疾患に関してはABC（アバカビル）の使用，脳血管疾患に関してはプロテアーゼ阻害薬の関与が疑われていますが，はっきり結論は出ていません．古典的な危険因子である**喫煙・肥満・脂質異常症**などを避けるということが現実的な対策と考えます．

3 骨疾患

　HIV関連の骨疾患としては，無菌性骨壊死や骨粗鬆症があります．加齢とともに骨折のリスクは上昇しますが，HIV感染者ではその傾向が特に強く，男性の場合でも骨折リスクが高まることが指摘され，骨粗鬆症が重要視されています．喫煙や飲酒，運動習慣などがここでも重要な因子となってきます．抗HIV薬としては**プロテアーゼ阻害薬やTDFが骨密度低下と関連が指摘**されています．**ART開始後2年間は骨密度減少が進行する**という報告があり，SMART studyにおいても指摘されています．50歳代以降であれば骨密度の検査を実施し，適宜介入をしていく必要があります．

　骨疾患に特徴的なのは，重力や運動の影響を受けること，カルシウムやビタミンDが重要になってくる点が挙げられます．定期的な運動，特に重力に抗する運動が勧められます．カルシウムやビタミンDの摂取，リンなど食品添加物を避ける食生活が推奨されます．

4 代謝性疾患

　糖尿病［diabetes mellitus；DM］もHIV感染者では多いという指摘があります．HIV感染症は消耗性疾患であり，治療開始前は痩せている方も多いですが，治療開始とともに体重は増加します．一部のプロテアーゼ阻害薬（PI）は糖尿病発症とのリスクが指摘されています．2型糖尿病が多いため，体重の変化や血糖測定で対応していくことになります．

　脂質異常症も重要な領域です．脂質異常症は動脈硬化の危険因子であり，心血管疾患をはじめとした合併症を予防するうえで重要です．HIV感染者はHDL-C低値，中性脂肪高値を示す傾向が指摘されています．LDL-CについてはART開始後に上昇傾向となり，ARTの種類によりこの傾向は異なります．プロテアーゼ阻害薬は脂質異常症との関連が強く指摘されていますが，近年の推奨となっているPI（DRV）やインテグラーゼ阻害薬の影響は少ないといわれています．治療としては，まずは生活習慣における危険因子（肥満・運動不足）を解消し，動脈硬化リスクである喫煙などにも対策する必要があります．脂質異常症に対する薬物治療としては，高LDL-C血症の治療の際にはスタチンが有効ですが，**スタチンは抗HIV薬との相互作用に注意が必要**です（表2）．フィブラートやエゼチミブは相互作用の懸念は少なく利用可能と考えます．

表2 スタチンと相互作用 [文献2) CID2014 プライマリケアガイドラインより引用，一部改変]

薬剤	プロテアーゼ阻害薬	非核酸系逆転写酵素阻害薬
アトルバスタチン（リピトール®）	注意して使用（アトルバスタチンAUC↑）少量から開始する	適正量でモニタリングすれば使用可 EFV，ETRによりアトルバスタチンAUC↓
フルバスタチン（ローコール®）	NFVとの併用は推奨されない他は適正量でモニタリングすれば使用可	適正量でモニタリングすれば使用可 ETRによりフルバスタチンAUC↑の可能性
ピタバスタチン（リバロ®）	適正量でモニタリングすれば使用可 LPVrではAUCの大きな変化なし	DRVではピタバスタチンAUC 26%↓ データなし
プラバスタチン（メバロチン®）	適正量でモニタリングすれば使用可（DRV以外）DRV以外はプラバスタチンAUC↓ DRV使用でプラバスタチンAUC 81%↑	適正量でモニタリングすれば使用可 EFVによりプラバスタチンAUC↓（ETRは変化なし）RPVのデータなし
ロスバスタチン（クレストール®）	適正量でモニタリングすれば使用可 LPVrでロスバスタチンAUC↑	適正量でモニタリングすれば使用可
シンバスタチン（リポバス®）	禁忌（シンバスタチンAUC↑↑）	適正量でモニタリングすれば使用可 EFV，ETRによりシンバスタチンAUC↓

NFV：ネルフィナビル，LPVr：ロピナビル・リトナビル，DRV：ダルナビル，EFV：エファビレンツ，ETR：エトラビリン，RPV：リルピビリン

5 認知機能障害

　認知機能障害は初期から指摘されHIV痴呆などとも呼ばれていました．HIVは神経系への移行も起こすことが確認されており，抗HIV療法により改善することも知られています．近年では，これに加えて，加齢や治療長期化による認知機能障害が問題となってきています．HIV感染者の方は，無症状の方でも認知機能検査を行うと軽度の認知機能障害があるという報告もあり，注意が必要な領域です．認知機能障害の程度に応じていくつか疾患がありますが，最近はまとめて**HAND [HIV-associated neurocognitive disorder，HIV関連神経認知障害]**と呼ばれています（図3）．HANDによる認知機能の低下が抗HIV薬内服のアドヒアランス不良につながることもあり，治療に悪影響を及ぼします．抗HIV薬による髄液移行性の違いもいわれていますが，まだエビデンスが十分ではなく，

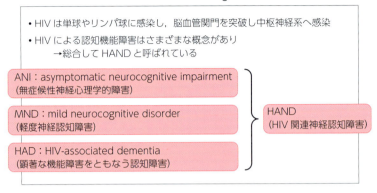

図3 HIV感染症と認知機能障害

対策は困難です．現時点で行える対策としては，認知機能低下を早期に発見して，適宜福祉サービスなどの介入を考えていくことではないでしょうか．

6 性感染症

いわゆる長期合併症とは異なりますが，性的活動性が高い症例では性感染症も注意が必要です．HIV感染者の方は若い方も多く，**性感染症 [sexually transmitted disease；STD]** の合併が問題となることも多いです．各ガイドラインでは定期的な検査と治療が推奨されています．

STDについては，「初診のときに検査はするけれど，そのあとは評価しない」ということも多いのではないでしょうか？　梅毒は感染力の強さからも，現在流行が問題となっています．症状がはっきりしないことも多く（軽い皮疹のみという場合もあります），見逃されやすい疾患です．また，梅毒は免疫ができず何度も感染しうるため，特に注意が必要です．重要なSTDは梅毒に限りませんが，**疑った場合は何度でも検査をする必要があります**．

HPV [Human papillomavirus, ヒトパピローマウイルス] も重要な疾患です．肛門がんや尖圭コンジローマ，女性では子宮頸がんも重要であり，HIV感染者ではスクリーニングが推奨されています．女性の場合は婦人科を受診してスクリーニングを実施してもらいますが，肛門がんなどのスクリーニングは対応が遅れている分野です．患者さんも恥ずかしさから「つい診察もおろそかになりがち…」ですが，外陰部や肛門の診察も重要です．

7 まとめ

　各種の長期合併症は，最近になって判明してきたことも多く，今後さらに，詳細が明らかになる可能性が高い領域です．抗HIV薬は長期使用の経験が乏しいため，適宜新しい情報にアップデートしていく必要があります．また同時に，これらの長期合併症は生活習慣のリスクが関与している場合も多く，総合診療的な対応が必要となっています．治療を進めていくうえで，診察や検査に加えて，どのような生活習慣や背景があるのか，**症例に応じて向き合っていく必要があります**．難しい症例も多いですが，やりがいのある領域でもあると思っています．

HIV診療こぼれ話 1　HIV 感染者の人生設計

　　　　　外来で来た感染者の方が印象的なことを話していました．**「早死にするつもりでいたけど，長く生きる可能性があることを知って，人生設計をやり直さないと」**というのです．HIV 感染者の方には，感染の事実を知ったあと，自暴自棄になってしまう方もいます．長期の治療，疾患への偏見や，MSM（men who have sex with men）の方が多いこともあり，セクシュアリティに関する問題などが負担となる方も多いです．治療薬がなかった時代は，感染の宣告は死を意味しており，今でもそのようなイメージをもっている方もいます．

　しかし，今は，HIV 感染者でも治療を受けることで長生きできる，**70 歳代や 80 歳代まで生きることも想定できる時代**となっています．感染者の方も，また医療者も，この疾患とともに高齢者となっていくことを想定して，関わっていく必要があります．

コラム塾 1　希望をもってもらうこと（依存症と HIV 感染症診療）

長期合併症の管理や，長期にわたる抗 HIV 療法は，何らかの依存との戦いでもあります．喫煙・飲酒そして薬物のみならず，性行為への依存やカロリー摂取（糖尿病や脂質異常症）など，考えてみると，依存症との関わりが重要なように思います．いかに「健康的な生活を送れるようにするのか？」，そこが課題となります．そのうえで，「感染のことを知ってサポートしてくれる友人や家族がいるのか？」「社会的な生活が実施できているのか？」など身体的・社会的ないろいろな要素が関与してきます．

以前あるベテランの医師から聞いて印象的だった言葉があります．それは「まずは患者さんに希望をもってもらうこと」でした．これは HIV 診療において，本当に大切なことのように思います．患者さんの置かれている環境はそれぞれ異なり，一気に解決できるものでもありません．それぞれの問題に対し，地道に取り組む必要があります．AIDS を発症して，仕事や家族の問題も抱えながら入院するような症例では，乗り越えていく壁も多く，大変なことです．しかしそれを 1 つひとつ乗り越えることは可能であり，根気よく取り組むことで，患者さんも希望をもって治療に向かっていくことができます．

AIDS 発症で入院した患者さんが，日常生活に戻っていくところや，人生の新たなステージに進んでいく過程を見ることができるのは，非常にやりがいを感じる瞬間です．

HIV 治療開始後の長期合併症対策を伝授します

1. HIV 感染症は慢性炎症性疾患であり，治療開始後も長期合併症を含め注意が必要
2. 長期合併症の観点からも HIV を十分に抑制することが大切
3. 禁煙も含めた生活習慣への配慮や指導を積極的に行おう
4. HIV 関連の薬剤の副作用など，常に新しい話題に触れるようにしよう

●文献
1) Guaraldi G, Orlando G, Zona S, et al：Premature age-related comorbidities among HIV-infected persons compared with the general population. Clin Infect Dis. 2011; 53(11): 1120-6.
2) Aberg JA, Gallant JE, Ghanem KG, et al：Primary care guidelines for the management of persons infected with HIV: 2013 update by the HIV Medicine Association of the Infectious Diseases Society of America. Clin Infect Dis. 2014; 58(1): 1-10.
3) European AIDS clinical society, EACS guideline ver.8.0（http://www.eacsociety.org/guidelines/eacs-guidelines/eacs-guidelines.html）.
4) 味澤　篤編著：長期療養時代のHIV感染症／AIDSマニュアル．日本医事新報社，2014.
5) 平成27年度厚生労働科学研究費補助金エイズ対策研究事業（エイズ対策政策研究事業）HIV感染症及びその合併症の課題を克服する研究班：抗HIV治療ガイドライン（2016年3月）．
6) 日本エイズ学会HIV感染症治療委員会：HIV感染症「治療の手引き」第19版2015
7) Strategies for Management of Antiretroviral Therapy (SMART) Study Group: CD4+ count-guided interruption of antiretroviral treatment. N Engl J Med. 2006; 355(22): 2283-96.
8) Deeks SG, Lewin SR, Havlir DV：The end of AIDS: HIV infection as a chronic disease. Lancet 2013; 382(9903): 1525-33.
9) d'Arminio A, Sabin CA, Phillips AN, et al：Cardio-and cerebrovascular events in HIV-infected persons. AIDS. 2004 Sep 3; 18(13): 1811-7.

その10 症例検討会① real pearl workshop

　最終章は，HIV 診療の Real Pearl の真髄ともいうべき症例検討会です．広く一般医療者向けに開催される「基礎から学ぶ HIV 感染症セミナー」（東京医科大学病院臨床検査医学科主催）では，例年 1 月，2 日間のプログラムの中で同科客員教授の青木眞先生を迎え，実際に遭遇した症例に基づき，そのアプローチが伝授されます．本書の執筆陣も参加する workshop のリアルなディスカッションをご堪能ください（発言者・敬称略）．

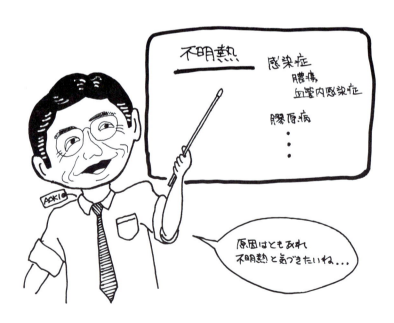

海外渡航ののち，「発熱」「咽頭痛」．さてその病名は…？

■ 症　例 1

○ 40 歳代，男性
○主　訴：発熱，**咽頭痛**，全身倦怠感
○既往歴：30 歳時に A 型肝炎に罹患
○アレルギー：なし
○生活歴：喫煙歴あり，機会飲酒，**海外渡航年 15 回**（東南アジア都市部が多い）
○職　業：教師

✓ 診立て

青木　まず咽頭痛ですけれども，僕のいつものレクチャーでやる **4 つの軸**（**①臓器 / 解剖，②原因微生物，③感染症治療薬，④感染症の趨勢・治療効果の判定**）では，「その部位はどこにあるのか（臓器 / 解剖）」ということです．実際に「咽頭が痛い」といっても，本当は甲状腺の問題だったり，AMI（acute myocardial infarction，急性心筋梗塞）だったりすることもあるので，必ずしも咽頭そのものにすぐ focus（特定の臓器に焦点を絞る）できないのですが，一応すなおに考えれば「咽頭痛というのは **pharyngitis [咽頭炎]**」です．

　咽頭炎で **EB ウイルス [Epstein-Barr virus]** が原因だとしても，「so what?（だから，何ですよね？）」．EB ウイルスの治療法はありません．同様に，**サイトメガロウイルス [Cytomegalovirus；CMV]** であるから，特別に何かを行うというのもありませんね．したがって，「ものすごい重要な咽頭炎の pathogen（病原体）」というのは極めて少ないのです．成人でしたら **group A *streptococcus* [A 群溶連菌；GAS]** であっても，ほうっておいても大抵の場合は大きい問題にはならないと思います．つまり，溶連菌による咽頭炎は，抗菌薬がなくても自然に治る．唯一，**成人で大事な pathogen** といったら，**HIV** なのです．ここは覚えておいてください．小児でしたら GAS はある程度 treatment（治療）の対象となりますが，基本的には「成人の咽頭炎では，HIV を想定することが一番大事じゃないかな」と思います．…ということで，

「この症例の診断は HIV」だと思います．HIV セミナーですから，当然ですね（会場・笑）

 Dr. 青木の Real Pearl
咽頭炎で，成人で大事な pathogen といえば，「HIV」

発表者 （少し焦りながら）一応，続きがありますので…．
青木 わかりました．症例にある **A 型肝炎 [hepatitis A]** も，特別に診断に有用な情報ではないですよね．もちろん新宿エリアでも，**MSM [men who have sex with men]** の人の A 型肝炎は時に集団発生になりますが，海外渡航すれば，誰でも A 型肝炎になりますので，A 型肝炎の既往歴はあまり先生方には（診断するのに）有益にならないわけです．

■ **現病歴**

201X 年 7 月 30 日から 8 月 3 日まで台湾と香港へ渡航した．目的は観光．旅行中，8 月 1 日ごろから感冒様症状があり，腰の張りや悪寒をともなっていた．帰国翌日の 8 月 4 日に発熱があった．咽頭痛・頭痛も認めたため，近医を受診し，体温 38℃．インフルエンザ迅速検査を施行したが，陰性だった．その後も全身倦怠感が改善せず，発熱から 6 日目に当院への紹介受診となった．

青木 私たちは JTB の職員ではないので，「患者さんがどこに行ったのか？」ということも大事ですけれども，そこで「どのようなアクティビティがあったのか？」ということも大事です．（この症例では），そのことが聞かれていないですね？ だから「香港に行って，屋台をはしごしたのか？」，あるいは「**STD [sexually transmitted disease, 性感染症]** に曝露したのか（性交渉などがあったのか）？」，そのようなことを確認するために，（旅行先では）「**どのようなアクティビティがあったのか？」を聞くようにしてください**．どこに行ったのかということも，もちろん疫学的に重要ですけれども，はい．
発表者 そうですね．初診時の時点では，これ以上の情報は得られてはおりませんでした．来院時現症の説明に移らせていただきます．

✓ 診　察

■ 来院時現症

体温 36.7℃，血圧 90/61mmHg，脈拍 84 回/min，SpO$_2$ 96％（室内気）　意識；清明
身体所見：眼瞼結膜；貧血なし，眼球結膜；黄疸なし，口腔内；白苔なし・**咽頭発赤あり・扁桃腫大なし**，**頸部リンパ節；腫脹あり**，胸部；聴診上異常所見なし，腹部；異常所見なし，下腿；浮腫なし

青木　咽頭痛があって，咽頭の発赤がありますので，本当にそこに inflammation（炎症）があるわけです．喉が「うんと痛い」というのにも関わらず，全然「喉が赤くない」というときは，さっきお話ししたような**レミエール症候群 [Lemierre syndrome]**，喉頭蓋炎，亜急性甲状腺炎，あるいは心筋梗塞といった離れた場所の問題かもしれません．症例を見ると，リンパ節の腫脹がありますが，あとは特に所見はなく，特別に大きな変化は見られません．

　この数値を見ると，患者さんに，そこそこのストレスがあったとすれば，「白血球がもうちょっと増えていてもいいかな…？」という感じはします（表1）．少し少ないですね．こういうところにやっぱり，われわれ医師は「すぐピンとくる」ようになりたいと思うのです．ですから，**ストレス下で「白血球が abnormally normal（異常値になるはずが正常値である）」**というような現象を見て，ウイルスやリケッチア感染症を想起してほしいのです．逆に AST，ALT がこのくらい動くというのが，「前の晩，飲みすぎたのかもしれないな」とか，あるいは薬の影響かもしれません．あ，CRP（C 反応性タンパク質）は測らなかったですね（測定しているが，「CRP で診断するのはよくない」「CRP が高いからといって重症ではない」という冗談）．

発表者　レントゲン写真上も，かなり胸板は厚い患者さんでしたが，特に目立った浸潤炎等，胸水貯留などは認めておりませんでした（図1）．

青木　どうしてこの患者さんは学校の教師なのに「胸板，厚いのですかね？」それは，ちょっと問題ですね．たぶんジムなどで，鍛えているのではありませんか…？

発表者　学校の教師ですが，体育の先生ではありませんでした．

表1 血液検査所見

WBC 4,000/μL		
Neutro 60.1%, Lymph 29.2%, Mono 10.0%, Eosino 0.2%, Baso 0.5%		
Hb 16 g/dL		
Plt 10.9×10^4/μL		

Alb 4.4 g/dL	ALP 234 IU/L	Na 137 mEq/L
AST 52 IU/L	T-Bil 0.74mg/dL	K 4.4 mEq/L
ALT 65 IU/L	BUN 11.2 mg/dL	Glu 89 mg/dL
LD（H）308 IU/L	Cr 0.98 mg/dL	CRP 0.7 mg/dL

青木　体育の先生じゃないのに,「なぜ,胸板が厚いか?」．これは,かなりspecificな懐疑になります．察するに「しょっちゅう旅行をしていて,かつ胸板が厚い…」といいますと,「わかりますよね」．ここで「ピンとこない」といけません（MSMの方は,体を鍛えている人が多いような気がするのです．私のバイアスかもしれませんが…）．

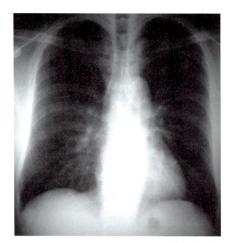
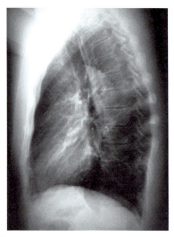

図1　胸部レントゲン

Dr. 青木の Real Pearl

① **travel が多い人は trouble も多い**
「どこに行ったのか？」だけでなく，「何を目的とした渡航なのか？」を聞く．また，渡航歴に惑わされすぎず，渡航に関係なく「発症する疾患の可能性」も忘れないようにする

② **咽頭に着目**
咽頭炎の原因は，数多くある．成人では，HIV が重要な pathogen（表2）

③ **白血球数に注目**
ストレス下に置かれているとすれば，本来なら白血球数はもう少し高くてもよい．ストレス下で白血球が **abnormally normal**（異常値になるはずが正常値である）であるとすると，その原因としては「ウイルス感染症」や「リケッチア感染症」などが挙げられる（表3）

表2 急性咽頭炎の鑑別診断［文献1）青木 眞：レジデントのための感染症診療マニュアル（第3版）．医学書院，P508，2015 より］

非感染性，毒素産生に関係するもの	サイトメガロウイルス
全身エリテマトーデス（SLE）	単純ヘルペスウイルス
黄色ブドウ球菌毒素性ショック症候群（TSS）	麻疹ウイルス
溶連菌毒素性ショック症候群	風疹ウイルス
川崎病	HIV
天疱瘡	**細菌性**
drug fever	連鎖球菌（Aβ，Cβ，G）
ウイルス性	ジフテリア菌
ライノウイルス	淋菌
アデノウイルス	髄膜炎菌
インフルエンザウイルス	*Arcanobacterium hemolyticum*
パラインフルエンザウイルス	*Mycoplasma pneumoniae*
エンテロウイルス	*Chlamydophila pneumoniae*
コロナウイルス	*Yersinia enterocolitica*
Epstein-Barr ウイルス	**真菌性**
	Candida

表3 好中球減少をともなう主な感染症［文献2）岡田 定：誰も教えてくれなかった 血算の読み方・考え方より．医学書院，P122，2011 より］

ウイルス感染症	：HIV感染症，EBV感染症，A型肝炎ウイルス感染症，ウイルス性発疹症（麻疹，風疹，伝染性紅斑など）
細菌感染症	：結核（重症肺結核・粟粒結核），腸チフス，赤痢，ブルセラ症，野兎病
原虫感染症	：マラリア
リケッチア感染症	：ツツガムシ病，日本紅斑熱

✓ 経 過

発表者 その後の経過ですが，咽頭痛はやはり持続しました．またそのあと，左上腕内側に皮疹が出現しました．

青木 咽頭痛は，この時点で何日くらい経過していますか？

発表者 すでに1週間ほどになります．

青木 少し長いですね．やっぱり通常の viral infection にしては「少ししつこいな」という印象は出てきますね．ここでは，**伝染性単核球症[infectious mononucleosis]** が疑われますね．

発表者 各種抗体が提出されています．12日目になりますが，やはり発熱，咽頭痛が持続しているということで，外来で診療を継続していました．しかし体温は38.5℃，加えて体幹および四肢に淡い紅斑が出現したため，皮膚科医に相談しました．診断としては「非特異的な湿疹である」，そして「口腔内に**コプリック斑[Koplik spot]** を疑う所見がある」ということで，「**修飾麻疹の可能性**」が考えられるため，入院となりました．

青木 ここで今日は，differential diagnosis（鑑別診断）を広げることはできないのですけれども，一応，鑑別診断の基本というのは，「どういう軸を立てるか？」ということになります．**発熱**と skin rash［皮疹］では鑑別診断を組むこともありますが，（ただそれだけだと）ちょっとあまりに広すぎるので，さらにもう1個くらいほしいです．skin rash と pharyngitis と **lymphadenopathy［リンパ節腫脹］，liver function abnormality［肝酵素上昇］** などで鑑別診断を組むことも考えられます．

先生方には，ここでは特に pharyngitis と skin rash といったら，特に STD 関係において「どのような鑑別があるかな？」を考えてもらいたいのです．「ヘルペスでも起きるし，HIV でも起きるし，kissing disease（EBV）でも起きますし，

淋菌，secondary syphilis（第2期梅毒）でも起きますし」ということで，結構，pharyngitis と skin rash の存在は，その鑑別を案外 STD のほうにいざなっていくことが多い．

　もちろん，もっと呼吸器症状等が強ければマイコプラズマとか，慢性の経過であれば，また別の病気という可能性もあるかもしれないし，**自己免疫疾患**的な病気もあるかもしれません．しかしこのコプリック斑の所見は，ものすごく特異的な所見ですから，これは「ちょっとパスしづらい」のです．ただ私たちは，HIVの外来で診療しておりますから，こうしたレッテルを貼られてきたHIV感染者というのは結構多いわけです．「急性HIV感染症と麻疹は臨床像が似ることもあり」なので，要注意ではあります．

発表者　皮疹の写真があります（図2）．はっきりしない紅斑なので，わかりにくい方もいると思いますが，指で押すと，ちょうどこの指の跡に消退するため，かなり淡い紅斑が体幹に出現していたことがわかります．

青木　皮疹は，基本的には「押して消えるか」「押して消えないか」で判断できます．押して消えない場合は，「内出血しています」．重篤な疾患が隠れていることが多いです．この場合は「押して消えます」．すなわち紅斑です．

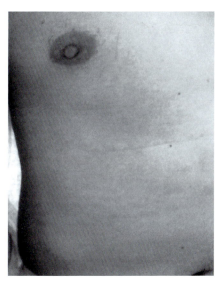 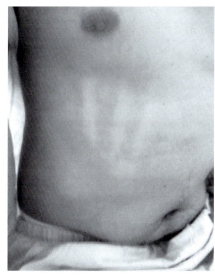

図2　体幹に出現した皮疹．指で押すと消退する［文献3）松永直久／ IDATEN セミナーテキスト編集委員会：市中感染症診療の考え方と進め方 第2集．医学書院，P303，2015より］

発表者 その頃，外来の抗体検査結果も届き，EBウイルス，CMV，**パルボウイルスB19 [human parvovirus B19]** などの（伝染性単核球症様の症状を呈すウイルス）は陰性であったことがわかりました．この過程において，MSMであることもわかりました．HIV抗体検査を昨年受診しており，「陰性を確認している」ことも判明しました．

青木 この時点でHIVは疑いましたか？

発表者 入院時には，修飾麻疹の疑いで入院になったのですが，図2の写真を撮っておられた感染症科の医師が診察したときに，これはコプリック斑というよりは「白苔ではないか…」という話が出たのです．

青木 わかりました．先ほど皮疹-咽頭炎症候群 [skin-pharyngitis syndrome] といいましたが，皮疹-関節症候群 [skin-joint syndrome] も結構使いますね．

皮疹があって，関節の症状がある自己免疫疾患が多いわけですが，そればかりでもありません．結構 infection で自己免疫疾患的なリアクションを起こす症状もあるのです．rheumatologist（膠原病科医）の関節痛の話では，**必ずパルボウイルスが示唆されますが，パルボウイルス以外にHIVとか，B型肝炎とか，C型肝炎とか，そういった疾患は免疫反応を惹起するため，関節の症状を出すことを知っておかれるといい**と思います．

そのほか，skin-joint syndrome では**淋菌**ですね．**梅毒**も skin-joint syndrome を起こします．特に，第二期梅毒は体のすべての臓器に炎症を起こす可能性があります．したがって，案外こういった臨床状況では，（この患者さんはいま関節症状はありませんが）一応HIVが絡むような状況では skin-pharyngitis syndrome，あるいは skin-joint syndrome は押さえておきたいポイントです．

Dr. 青木の Real Pearl
鑑別診断の基本は"軸"を立てる．例えば，「咽頭炎＋皮疹」を呈する疾患には，何があるのか？
➡ EBウイルス，CMV，HIV，淋菌，梅毒，単純ヘルペスなど
　特にSTD周辺は頻度として高いため，しっかり押さえる

✓ 検　査

発表者 「咽頭炎＋皮疹」をきたす疾患から絞り込み，表4の追加検査を実施しました．

表4　外来での各種抗体検査

- EBV VCA IgM：10 未満
- EBV EBNA：80 倍
- サイトメガロウイルス IgM：(−)
- パルボウイルス B19 IgM：(−)
- 麻疹 IgM：(−)　IgG：(＋)
- MSM（men who have sex with men）である
- HIV 抗体検査は，昨年受診し，陰性を確認する

発表者　この時点で，

1. HIV 以外の可能性の高い疾患が否定的である
2. MSM である
3. 今までに HIV スクリーニング検査も受けており，HIV リスクの高い層と考えられる

などにより，「急性 HIV 感染症」を疑い，第3世代 ELISA 法によるスクリーニング，ウエスタンブロット法（WB 法），HIV-PCR 検査を提出しました．

さて，ここで問題です．

この時点で予想される検査結果は（表5より）？

表5 急性HIV感染症を疑った際に行われた検査

	スクリーニング	ウエスタンブロット法	HIV-PCR検査
1	陽性	判定保留	2,000,000
2	陽性	判定保留	50,000
3	陽性	判定保留	500
4	陰性	陰性	50,000
5	陰性	陽性	陰性

答えは「1」です

解説

急性期のHIV感染症では「ウイルス量は非常に多くなる」ことが知られている．持続感染時期には10の5乗くらい，つまり10万コピー/mL程度でも多いが，急性期には10の6乗，場合によっては10の7乗コピー/mLということもある．

スクリーニングは現在第3世代，第4世代が主流だが，ウィンドウピリオド（ウイルスに感染してから，検査で検出できるようになるまでの空白期間）は，第3世代で20〜30日まで短縮される．

確認検査であるWB法では45〜60日であるとされるが，この時点では感染後，約2〜6週間程度の急性期の状態であると考えられるため，答えは1となる．ただし，4の選択肢も時期によっては可能性がないわけでもない（詳細はその1-3参照）．

　人間の体はとても精密なので，表面のデコボコしたところ用とか，体内のここの部分用とか，HIVのそれぞれのパーツに対して抗体をつくるわけです．したがって，HIVの3つくらいの主なパーツに抗体が全部揃っていれば，WB法では「それらをtrue positive（真の陽性）」とします．一方，スクリーニング検査では対象とする抗原構造を全部ごちゃごちゃにしておりますので，その分だけ，じつは非特異的なのです．つまり「偽陽性」が生まれやすい．WB法では3つのバンドのうちの2つくらいまでしか陽性にならなければ「indetermine（判定保留）」といわれる．そのindetermineになる理由をINDETERMINEの頭文字で表せるのです．皆さん，感動してないですね（会場・笑）．

表6をご覧ください．まず，InfectionのI．この症例はearlyですね．early infection（感染初期）は3つのバンドがまだ出そろっていないから判定保留で出ます．あと，このNはNeoplastic（悪性腫瘍）ですが，leukemia（白血病）とか，lymphoma（リンパ腫）だと偽陽性・判定保留になります．それからDは，Dialysis（透析）の透析患者さん．Eは，ethnicity（人種）といって，アフリカの人などは，ときにこういったパターンをつくるらしいです．続いてTは，Thyroiditis（甲状腺炎）．イメージ的には，何か代謝的に，あるいは何か自己免疫疾患的に反応してしまうイメージです．このEはElevated bileで，ビリルビン値が上がると，そういう症状が起こります．RはRheumatology（膠原病），要するに免疫がおかしくなってしまう．そしてMはMultiple pregnancy（複数回妊娠）です．これが結構悲劇を生んでいます．何人かお子さんを産んで，スクリーニング検査をしたら偽陽性で「旦那さんに叱られちゃう」わけです．IはImmunization（予防接種）です．免疫を惹起するようなワクチンをやったあとは偽陽性になりますね．それからNは，Nephrotic syndrome（ネフローゼ症候群）です．最後のEはError．これは単なる間違いと覚えておいてください．

表6 INDETERMINE

I	early Infection	感染初期
N	Neoplastic	悪性腫瘍，特に白血病やリンパ腫など血液腫瘍
D	Dialysis	透析
E	Ethnicity	人種，特に黒人に多い
T	Thyroiditis	甲状腺炎
E	Elevated bilirubin	高ビリルビン血症
R	Rheumatology	膠原病
M	Multiple pregnancy	複数回妊娠
I	Immunization	予防接種
N	Nephrotic synmdrome	ネフローゼ
E	Error	単なる間違い

> **Dr. 青木の Real Pearl**
> ウエスタンブロット法で「判定保留」，すなわち indetermine になる
> 理由は，そのまま **INDETERMINE** で表せる

発表者 実際の検査結果は，次の通りでした．

> HIV-1 抗体（ELISA 法，第 3 世代）：**陽性**
> HIV-1 抗体（WB 法）：**判定保留**
> HIV-1 RNA（PCR 法）：**2.2 × 10⁶ コピー /mL**

発表者 ウイルス量の極めて高い値をとるのは，急性 HIV 感染症の時期と HIV 感染症の末期といわれており，この時期が特に他者への感染力も強いといわれています．

青木 この時期に HIV 感染症を見つけてあげないと，さらなる感染拡大につながるわけですから，「ここで見つける」ということは社会に対する貢献が大きいわけです．

発表者 こういう症例は何度か遭遇していますが，HIV-1 抗体が陰性で PCR 法が陽性というパターンは**「急性 HIV 感染症」**の手がかりとなるということですね．症状は acute retroviral syndrome［急性レトロウイルス症候群］によるものと考えられました．CD4 数は 218/μL と比較的低値です．

✓ 診　断

発表者 当初は外来で診療を継続しておりましたので（温度板はありませんが），修飾麻疹の診断で入院となったあと，発熱は解熱剤を使って多少下がるものの，38℃を超える発熱が比較的長く続いていました．やはりこの「発熱が長く続く」というのが特徴の 1 つではないかと思います．

加えて，急性感染時には「リンパ球が下がる」ことも，HIV 感染症などの特徴といわれており，かなり下がってから徐々に回復してくる．「血小板減少も徐々に回復する」過程であるとか，さらに「肝逸脱酵素の動き」も，急性 HIV 感染症の経過として矛盾はないのではないかと考えました．CD4 数は 218/μL でした

が，1カ月後では 516/μL に回復しています．ゆえに，診断は

急性 HIV 感染症

と確定しました．

急性 HIV 感染症について

HIV-1 ウイルスに感染してから 2 ～ 6 週間の間に約 40 ～ 90％の患者で，発熱・リンパ節腫脹・咽頭炎・皮疹・筋肉痛・関節痛などの症状をきたす．これらの症状は非特異的であるため，しばしば風邪や伝染性単核球症などと診断され，見逃されていることが多い．

 Dr. 青木の Real Pearl
急性期にはウイルス量が極めて高い値をとる．すなわち他人への感染力が非常に強い．**この時点で発見することは，これ以上の感染の拡大を防ぐという意味で，公衆衛生学的にもとても重要である**

 処　置

発表者　さて，ここで問題です．

この症例の今後の方針は？

1. ニューモシスチス肺炎（PCP）予防として ST 合剤内服を開始
2. 速やかに抗 HIV 療法（ART）を開始
3. 毎週受診してもらい，経過観察
4. 1 カ月ごとの CD4 数，HIV-RNA で経過観察
5. safer sex を説明し，半年後外来受診

答えは「4」です

> **解 説**
>
> 当科で実際に行ったマネジメント（観察方針）として 4 を正解としているが，急性 HIV 感染症における治療方針には統一された見解は出ていない．早期に ART を開始すべきという点では見解が一致しているが，「HIV 感染症の急性期にルーチンで行うべきか？」という点では意見が分かれている．ただし，現実的な範囲での定期受診は必要である．CD4 数は 200/μL 以上であり，ST 合剤の予防内服は必要ない．

発表者 当科でとった対応としては，1 カ月ごとにフォローするという方針としました．急性 HIV 感染症の場合の管理に関しては，まだガイドライン上もはっきりと統一した見解が出ていません．早期に ART を始めたほうがよいということでは一致していますが，「急性期にルーチンで行うべきなのか？」という点では意見が分かれています．英国のガイドラインは比較的「臨床の実際を反映した内容」と思うのですが，神経学的症状があったり，AIDS 指標疾患，ニューモシスチス肺炎等を発症してしまうケースもあり，そのほか CD4 数がなかなか回復しないという場合では，ガイドラインの見解とは別に「ART をもう始めたほうがよいだろう」と限定つきで始めることもあります．

青木 これは case by case で，咽頭炎で「まぁ，だいたいよくなったね」という感じで収まれば，しばらくフォローしてもいいですし，もっとひどい臓器障害が起こることもある．例えば，脳炎みたいになったり，髄膜炎みたいになってきたりなど，そのような場合は，ここの医局（東京医科大学病院臨床検査医学科）に相談されて，治療したほうがいいこともあります．

「acute retroviral syndrome が全部経過観察で，CD4 数をフォローすればよい」とも限らないのです．多くの場合はフォローできますが，ときに非常に organ damage（臓器障害）がはっきりしているようなときは，米国の HIV 専門家も治療を始めるようです．その辺はエキスパートもフィーリングで動いている．というのは，これは大きな n（サンプル数）を揃えてスタディできないのです．

基本的に HIV の治療は，昔に比べるとずっとやりやすくなっています．昔は，本当にトレーラーの運転のように難しかった．今は本当に軽のオートマ車を運転しているような感じがします．しかも，昔よりも，半年後，1 年後の CD4 数の上がり方などが信じられないくらい高いのです．それだけ簡単になってきているわけです．薬がそれだけ有効になり，副作用が少なくなって，しかも患者さんの飲み忘れに対しても寛容になっているのですね．いい時代になったと思います．

■急性 HIV 感染症における ART

発表者　「急性 HIV 感染症で HIV の治療を開始したほうがよい」という意見の根拠としては，この症例のように「症状が強い場合は改善につながる」点や「CD4数の減少を防止して，免疫を比較的保てる」点が挙げられます（表7）．また，「その後の進行を遅らせる」というメリットがいわれています．そのほか「ウイルスの多様化の抑制」や，先ほども言及した「他者への感染予防」が利点として挙げられます．

　一方，欠点としては，それだけ内服する期間が長くなるため，「長期内服による副作用がでやすくなる」，そして「薬剤にかかる費用について，手帳の申請など制度が対応できていない」という点がまだはっきりとエビデンスが揃っていないことも問題です．内服期間が長くなれば，それに応じて内服が不十分な人も増えてくる可能性があり，**耐性化した HIV** が問題になってしまう可能性もあります．現在では，内服薬の副作用も非常に改善していますが，やはりまだ QOL に悪影響をともなう場合もあるため，これらの点で議論が分かれているのが現状と思います．ただし，2015 年以降は急性期においても ART を開始する推奨に変わりつつあります．

■処置後の経過

発表者　この症例の経過ですが，比較的小康期が安定すると思っていたのですが，CD4 数は 540/μL に回復したあと，わずか 2 カ月でまた 290/μL となり，約半年で 200/μL を切ってしまうという，比較的進行が早い経過となってしまいました．そのために HIV 感染の診断がついた 8 カ月後から HIV の治療を開始し，その後，安定した経過になりました．このように比較的急速に進行するケースもあり，「経

表7　急性期に ART を始めることに対する利点と欠点

利　点	欠　点
急性期症状の改善	長期内服による副作用
CD4 数減少を防止	内服不十分→耐性化のリスク
持続感染におけるウイルス量を減らせる（その後の進行を遅らせる）	将来的に薬剤の選択肢が制限
ウイルスの多様化の抑制	QOL への悪影響
他者への感染予防	薬剤にかかる費用

過観察のインターバルをあまり長くとりすぎるのも危険なのではないか…」ということが考えられます．

青木　先生方，レトロウイルス症候群を見つけたあと，だいたいどれくらいのインターバルで経過観察していますか？

発言者A　1，2カ月ごとに外来に来ることができる患者さんには，受診してもらうようにしています．

青木　通常，「この患者さんは，これくらいで落ち着くな…」というのは，1，2カ月ごと診ていき，1年間ぐらいでわかるのですか，それとも半年くらいでわかるのですか？

発言者A　人によりけりですが，1年経って CD4 数が上がらなければ，「上がってこない患者さん」というふうに考えたほうがいいのかもしれません．いったん 200/μL くらいまで下がっても，1,000/μL くらいまで戻ってくる人も，2，3割はいます．400〜500/μL くらいで固定するのは2，3割で，あとの2，3割が結構下がったままになってしまっている．以前は1割くらいしかいませんでしたが，今は2，3割の患者さんがすぐ下がっていくという傾向があるため，少なくとも2カ月ごとくらいには受診してもらうようにしています．**日本のように医療アクセスのよいところでは「2カ月ごとくらいに受診してもらう」のが無難だと思います．**

青木　「ずっと同じ CD4 数とウイルス量がほとんど検出できない状態で，外来に通って，10年経ちます」みたいな人は，おそらく年に2，3回の受診でもいいのでしょうが，このような不安定な人で，これからどういった動きをするかわからないようなときは，比較的頻回（1，2カ月に1回）に診察されるといいのではないかと思います．

発表者　診断したあとに HIV 感染症の進行が早まる症例もあることを考えますと，「小康期が6〜10年くらい続いています」といったような説明は，今の時代では注意したほうがよいのかもしれません．

Dr. 青木の Real Pearl
- 現時点では，急性 HIV 感染症における ART は推奨される傾向にはあるが，画一的なアプローチはない
- 専門家と相談のうえ，個々の症例にそって case by case で考える
- 急速に CD4 数の減少が進行するケースもあるため，定期的な経過観察は必須
- 日本のように医療アクセスのよい地域では（特に ART を開始できていない患者の場合），上記の理由から 2〜3 カ月ごとのフォローが望ましい

表 8 主なガイドラインでの急性 HIV 感染症の扱い

- DHHS guideline（米国，2016）[4]
  ART は CD4 値に関係なく，すべての HIV-1 陽性患者に推奨される（AI）
- IAS-USA guideline（米国，2016）[5]
  ART は急性期でも早期開始するべきである（BⅢ）
- BHIVA guideline（英国，2015）[6]
  急性期感染の患者は早期に専門家のもとで ART を開始するべきである（1B）
  しかしこれには本人の治療開始の意思が固まっていることも重要である
  ただし以下の状況下では，特に早期の ART 開始が推奨される
  ① 神経学的症状がある（1D）
  ② AIDS 指標疾患がある（1A）
  ③ CD4 数が 350/μL 以下（1C）
  ④ 前のスクリーニング検査から 12 週以内に HIV 急性感染症と診断された（1C）
- EACS guideline（ヨーロッパ，2015）
  ① 症状が重篤もしくは遷延している
  ② 神経学的症状がある
  ③ 50 歳以上
  ④ CD4 < 350/μL
  →治療開始を**強く**推奨する
  一方，無症状で CD4 数が 350/μL 以上では推奨する

症例検討会①(急性 HIV 感染症)のリアルを伝授します

1. 発熱・咽頭痛・皮疹の症状を呈した患者さんでは,急性 HIV 感染症の可能性を考慮する
2. 症状が非特異的なため,総合診療科や救急外来を受診する
3. 急性期に発見することで,早期対応(感染防止・早期フォロー)が可能
4. 進行が早い症例もあり,フォローアップに注意する

●文献
1) 青木 眞:レジデントのための感染症診療マニュアル(第3版). 医学書院, 2015.
2) 岡田 定:誰も教えてくれなかった 血算の読み方・考え方より. 医学書院, 2011.
3) 松永直久/IDATEN セミナーテキスト編集委員会:市中感染症診療の考え方と進め方 第2集. 医学書院, 2015.
4) DHHS: Guidelines (https://aidsinfo.nih.gov/guidelines).
5) IAS-USA guideline.JAMA. 2016 Jul 316(2):191-210.
6) BHIVA guideline (http://www.bhiva.org/guidelines.aspx).

その10 症例検討会② real pearl workshop

 全身倦怠感が徐々に増悪．FUO＋HIV…？

■ 症　例 2

○ 60 歳代，男性
○ 主　訴：**発熱・全身倦怠感**
○ 既往歴：20 歳代に梅毒，うつ病，55 歳に高血圧
○ 生活歴：**MSM**（men who have sex with men）
○ 家族歴：特記すべきことなし

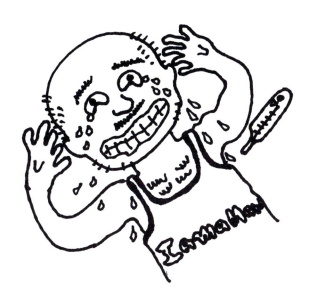

■ 現病歴

X 年 2 月下旬より**発熱・倦怠感**を認めていた．3 月上旬，近医で撮影された胸部レントゲン写真で右上肺野に**空洞影**を指摘された．同院にて喀痰の抗酸菌培養および喀痰細胞診を繰り返し行ったが，いずれも「陰性」だった．そのため，総合感冒薬のみで経過観察となっていたが，4 月中旬より全身倦怠感が徐々に増悪し，4 月 27 日に当院の総合診療科を紹介受診した．

✓ 診立て

青木　感染症は，通常は acute localizing disease（短い期間で局在化する疾患）といってもいいものですから，数日から 1～2 週間のスパンで，「ここ」というような感じですかね．髄膜炎でも肺炎でも，腹膜炎でも，ある程度**局在化**してほしいのですね．皆さんは，すでにおわかりかもしれませんが，一応確認しますと，2 月下旬，3 月上旬とかこのあたりでも，この微熱が通常の発熱性な感染症であれば，「localize（局在化）していていいのだろうな…」という感じになります．ですので，ぜひ先生たちは若い医師に指導される際は，**2～3 週間というのは十分に「localize していい期間」**なので，最初のところで，これは「基本的に **FUO [fever of unknown origin，不明熱]** 的な軸も立てたほうがいいのではないか…」ということを気づいてほしいと思います（1，2 年目の研修医に）．

Dr. 青木の Real Pearl
感染症は，通常は急性の局所的な病気
感染臓器をしぼりこむことを「まず第一」に考える
➡ 明確な病巣が特定できない場合，**速やかに「不明熱」として認識する**ことが大事

FUOというのは，本当はPetersdorfとかBeesonなどの偉い先生が決めたルールがあるのですが（3週間とかの）＊，本当はもうちょっと短くていいと思うのです．なので，この経過では「何かFUOチックな軸をある程度立てておいたほうがいい人だな」というふうに思ってほしいのです．それでtumor（腫瘍）とautoimmune（自己免疫）とinfection（感染症）の前提で，感染症でしたら，（FUOの鑑別診断として）膿瘍とか，血管内感染や細胞内感染，そのような感じで押さえておいてほしいと思います．

FUOの三大グループ

- tumor：腫瘍
- autoimmune：自己免疫／非感染性炎症疾患（膠原病／血管炎）
- infection：感染症（さらに①膿瘍，②血管内感染症，③細胞内感染症に分けると有用）

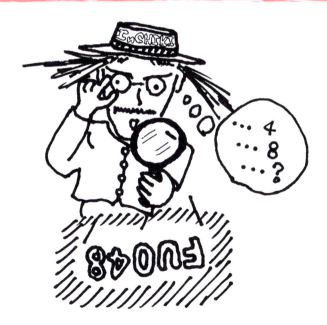

＊ 1961年，Petersdorf, Beesonにより「38.3℃以上の発熱が3週間以上続き，病院での1週間以上の入院精査でも診断がつかないもの」と定義されています．

青木　これはもう，もちろん皆さんご存知のように「HIV感染症」ですね（会場・笑）．HIV感染症というのは，基本的に細胞性免疫不全の病態です．なので，細胞性免疫不全をadvantageとする微生物が悪さをする可能性があります．すると「virus（ウイルス）では，どのようなものが多いのか？」「細菌では，どのようなものがあるのか？」，あるいは「**真菌**，**寄生虫**，**原虫**，そういったものでは，どのようなものが多いのか？」という鑑別診断が，だいたいこの段階で俎上にあがるようにしていただきたいのです．

Dr. 青木の Real Pearl
HIVは細胞性免疫不全 ➡ 「FUO + HIV」であれば 細胞内寄生菌が鑑別にあがる

青木　細菌だったら**2LMNS**，つまり「リステリア」「レジオネラ」「マイコバクテリウム」「ノカルジア」「サルモネラ」，こういった細胞性免疫不全をアドバンテージにして，細胞内に寄生をする連中というのは，比較的発症様式はFUO的なのですね．virusはもちろん基本的に細胞内で，宿主の細胞の道具を使いながら増殖していきますので，「不明熱」的で当然です．特に大事なのは**サイトメガロウイルス（CMV）**と**EBウイルス（EBV）**と**HIV**ですね．

Dr. 青木の Real Pearl
細胞性免疫不全の際に問題となる病原体の例
virus（ウイルス）：HSV（単純ヘルペスウイルス），VZV（水痘帯状疱疹ウイルス），CMV（サイトメガロウイルス），EBV（EBウイルス）など
bacteria（細菌）：2LMNSで覚える（「L」：リステリア，「L」：レジオネラ，「M」：マイコバクテリウム，「N」：ノカルジア，「S」：サルモネラ）

青木 横道に逸れますが，(HIV ではなく一般論の診断学として) **高齢者の EBV の初感染はよく見逃されます**．「高齢だから EBV の初感染がないだろう」と思うのですね．それから，外科の術後で 1 カ月間程度 fever (発熱) している人．多くは輸血で CMV が入ってしまうのですが，CMV というと免疫不全的なイメージがある．そこで，「こんな健康そうな人なのに，どうして…？」みたいな感じで，結構診断が遅れたりするのですね．ですから，この 2 つ (EBV, CMV) が大事なのです．そして

熱源がよくわからないときには，HIV も考える

ことが大切です．

青木 真菌では，細胞性免疫不全において大事なのは，ニューモシスチス，クリプトコッカス，カンジダ，そしてカンジダです．もちろんアリゾナやラスベガスに行って，体がおかしくなったらコクシジオイデスなども考えられるかもしれませんが，国内ではこういったものはまれです．カンジダが悪さをするのは，主に細胞性免疫不全では表面だけです．**カンジダの感染症は「表面か」「深いか」で分類すると臨床的には便利です**．つまり，粘膜付近だけなのです．寄生虫はトキソプラズマなどいろいろありますが，ここでは時間がないので省きます．

　FUO 診療で一番大事なのは，「**この経過は FUO の軸が立つかな？**」ということを早期に認知できるかどうかです．これはいつもいっておりますね．

　その後，胸部レントゲン写真で右上肺野に空洞影が見つかっていますが，もしかしてこの空洞は，この FUO と関係がないかもしれません．実際，ぜんぜん病原体が捕まっていませんよね．少なくともこれが**結核**ということはちょっとなさそうです．この空洞が結核によるものでしたら，細菌の数は，どのくらいいると思いますか…？　何と 10 の 10 乗とか 11 乗です．つまり，ものすごい量がいるわけです．ですから (この症例ではありませんが) 気管支鏡検査を何回やっても結核菌が出ないなんて，そんな結核はありません．この症例では，おそらく something else だと思います．

> **Dr. 青木の Real Pearl**
> 細胞性免疫不全の際に問題となる病原体の例
> **fungas（真　菌）**：ニューモシスチス，アスペルギルス，クリプトコッカス，カンジダ
> **parasite（寄生虫）**：原虫；トキソプラズマ，クリプトスポリジウムなど
> 　　　　　　　　　蠕虫；糞線虫

青木　（この症例では），もう1つやってはいけないことをやっています．それは「鑑別診断を考慮しない経過観察」です．具体的に可能性のある病態を整理せず，何となくわからないときに「では，様子を見ましょう」としてしまうのが誘惑ですね．しかし様子を見るにしても，「どのような病気・病態の可能性があるのか」をきちんと考えておかないといけません．differential（鑑別診断）を考えたうえで，「これでもない」「あれでもない」として，つまりリスクのある状態は，心内膜炎も大動脈炎も含めて，全部除外しているから，「経過観察しましょう」というのはいいのですが，「（医師は）今日も疲れているから，また来週……」としやすいのですよ．皆さん，大丈夫ですか？　こういうのは絶対してはいけないのですが，私が相談を受ける鑑別疾患はたいてい「何となく様子を見ましょう症候群」なのです．はい，次にいきましょう．

✓ 診　察

■来院時現症

> 体温 38.4℃，血圧 139/96 mmHg，脈拍 80 回/min（整），SpO$_2$ 99%（室内気），意識 JCS：Ⅰ-1（ただし終日臥床の状態），呼吸数 18 回/min

発表者　意識と体温以外のバイタルサインには，問題はありませんでした．
青木　この場合，問題がないのが「大問題」です．

■ 所　見

身体所見：眼瞼結膜；貧血なし，眼球結膜；黄染なし，口腔内；白苔あり，
　　　　　表在リンパ節；明らかな腫脹なし，胸部；聴診上異常なし，腹部；
　　　　　所見異常なし，皮膚；皮疹なし
神経所見：項部硬直；陰性，ケルニッヒ徴候；陰性，ブルジンスキー徴候；
　　　　　陰性，脳神経学的所見；異常なし

青木　何とか徴候とか，何とかサインというのは，免疫が正常な人がそれなりに反応して，臓器障害なり，髄膜刺激徴候などを構成しているので，（免疫不全の関与を疑う場合），こうした徴候がないことに「安心しないぞ」と思って，検査する必要があります．

Dr. 青木の Real Pearl
髄膜刺激徴候などは，免疫不全者では正常者と比べてかなりの確率で「偽陰性」となることも念頭に置くべき

青木　私としては，これらの症状で一番注目したいのは，**体温が38.4℃で，脈拍が80回/min というところです**．relative bradycardia（比較的徐脈）というのは，「39℃で110番」と覚えていたのですが，39℃で脈拍が110回/min．1℃上がるたびに20回/min，つまり39℃から40℃になると，脈拍は130回/min なければいけないのですが，38.4℃といったらかなり39℃に近い感じです．それで脈拍80回/min というのは「これはないだろう」と思えるわけです．ですから，これはやはり「abnormally normal」といいたいと思います．したがって，ここでは「β遮断剤を飲んでいるのかな…？」とか，いろいろ考えたいところです．

　こういった比較的徐脈で忘れやすいのが，**①中枢神経病変**だとか，**②薬剤熱**だとか，**③リンパ腫**などです．そのような場合，「何か薬を飲んでいる」とか，「中枢神経に何か，mass（塊）があり，クッシング状態になって，脈拍が抑えられている」とか，そのような診立てが通常の細菌以上に大事なのですね．

レジオネラというのはおそらく異型肺炎の中で一番徐脈が強く出る菌です．ですから，「あ，異型肺炎かな？」と思ったら，すなわち間質影とか，乾性咳嗽とか（そういうのは全然使えないですけれども）．例えば，呼吸器症状のほかに，関節症状，皮疹，肝機能異常や消化器症状があるとか，肺にない症状があるのは，診断に重要です．

　そして異型肺炎を疑ったら，その次に「zoonosis（人畜共通感染症）」か，「非zoonosis か」を疑ってください．動物に曝露していたら明らかですね．動物に曝露していれば，先ほどの tularemia（野兎病）かもしれないし，オウム病かもしれないし，Q 熱かもしれない．一方，そういう曝露歴がなければ，マイコプラズマとかクラミドフィラとかレジオネラなどを想定するわけです．

**肺外症状がある！
異型だ！
zoonosis 的な曝露歴がない！**

　そうするとレジオネラかマイコプラズマかクラミドフィラとなります．それで，レジオネラかなと思ったら，病歴で「温泉行きましたか？」も大事な質問ですし，血清中のリンを測定するのも知られていませんが有用なのです．**低リン血症**というのは市中肺炎の中でもレジオネラに最も多く見られるからです．

　レジオネラというのはたぶん異型肺炎の中で，一番腎臓に対する影響が強いのですよ．ですから異型肺炎の中で，検尿所見が一番派手です．おそらくそこで，リンが少し一過性に漏れるのでは…と思うわけです．そういうのを見たらレジオネラなんですが．ついでにチフスは「いわゆるリケッチアのチフス」と「サルモネラ菌のチフス（英語では正確に typhoid）」の両方を覚えておいてください．ツツガムシ病とかもあります．この患者さん．どうでしょうか？　ツツガムシ病はちょっときついかな…．はい，次にいきましょう．

> **Dr. 青木の Real Pearl**
> ① **比較的徐脈**
>   39℃で脈拍 110 回 /min と覚えましょう．39℃未満では使えません
>   ➡「1℃上がるたびに＋ 20 回 /min」
> ② **異形肺炎**：乾性咳嗽やレントゲン所見よりも，肺外症状こそが異形肺炎の可能性を示唆する最も有用な情報．動物接触歴も聴取
>   zoonosis：野兎病，オウム病，Q 熱
>   非 zoonosis：マイコプラズマ，クラミドフィラ，レジオネラ（低 P 血症）

検　査

発表者　次に，入院時検査所見をお示しします（表 1）．Hb が 11.9 g/dL，貧血を認めております．LDH が 287 U/L と軽度上昇しておりますが，肝機能，腎機能に特記すべき異常所見は認められません．

青木　なぜ LDH などを出したのですか…．もちろん lymphoma を疑っているのなら LDH を出していいのですが，あるいは手と足の裏に湿疹があって，「これは二期梅毒じゃないかな？」と思っているところで，そのうえ「腰が痛い」といったら，これは 2 期梅毒による血管炎による腎動脈の梗塞かもしれません．そういうときは LDH が上がります．LDH は，そのように使ってください．また HIV が疑われ，呼吸器症状が強い場合は，**ニューモシスチス肺炎［*Pneumocystis jirovecii* pneumonia；PCP］**の可能性が強い．PCP は 8 割の人で LDH が上がりますから，そうした場合も測ります．「今日暇だから LDH を出してみる」というのは止めてください（会場・笑）．

　白血球も血液検査に出すときに，「この人はいくつぐらいなのか」という expectation（予測）がないとダメなのです．漠然と出さないでくださいね．白血球だって，たいていは「高いか」「低いか」「正常」のどちらですから（会場・笑），どれでもいいのです．

青木　総タンパクが 8.4 g/dL というのは，どうですか？
発表者　これは高いですね．
青木　そう，高いのです．これがものすごく大事な所見です．もちろん dehydration（脱水）かもしれないですが，異様に高い総タンパクを見た場合，

表1　血液検査所見

WBC 4,100/μL		
Neutro 83.0%, Lymph 11.2%, Mono 6.4%		
Hb 11.9 g/dL		
Plt 19.1万/μL		

TP 8.4 g/dL	ALP 176 U/L	Glu 115 mg/dL
Alb 3.8 g/dL	BUN 6.2 mg/dL	CRP 1.3 mg/dL
T-Bil 0.71 mg/dL	Cr 0.78 mg/dL	KL-6 248 U/L
AST 34 U/L	Na 130 mEq/L	β-D glucan >300pg/mL
ALT 29 U/L	Cl 93 mEq/L	
LD（H）287 U/L	K 4.0 mEq/L	

CD4　8/μL（1.7%）	HBsAg（−）
HIV-RNA 2.2×10^5 コピー/mL	HBsAb 30.9
CMV（C7-HRP）8/65,000	HBcAb 93
RPR（−）	HCVAb（−）
TPLA 450.0 U/L	

　もちろん高齢者では多発性骨髄腫も重要ですが，HIVも考えてください．HIVでは，B細胞のコントロールを失い，過剰なガンマグロブリンがずっと回っているわけです．HIV外来に行ったら，血沈を見てごらんなさい．どの患者さんも亢進しています．ですから，もう血沈が使えない集団なわけですが，その背景には「意味のないガンマグロブリンの過剰状態」があるのです．

　よく「青木先生はCRPが嫌いですが，どういうときにCRPを使うのですか？」と聞かれますが，「HIVの患者さんではCRPは有用です」と答えます．というのは，血沈が使いづらいからです．ほかにはナトリウムが130 mEq/Lというのは少しいやな感じですね．（全体的に考えて）「SIADH的なニュアンスがあるのかな…」という印象です．

　だいたい研修医2年目が終わるころまでに感染症の重症度を伝えるのに，CRPや白血球などを使っていたら，その人は研修をやり直したほうがいい（会場・

笑）．もし，ナトリウムの値を使ったり，血小板の値を使ったり，凝固の様子で，「先輩，ちょっとこれ，やばそうですが…」というようになってきたら，「できる研修医」といってあげるようにしてください．そういう意味では白血球が妙に正常値の 4,000/μL というのも，ナトリウムが 130 mEq/L というのも，やはり「something is going on（何らかの反応が進行中）」ということになります．

　β-D glucan は，何を考えて出したのかよくわからないですが，たぶん検査をたくさんすれば，事務長の株が上がるから出したんでしょうね（笑）．β-D glucan は値が上がっても正常でも，自分のアクションが決まっているときにだけ検査に出してください．おそらくこの患者さんは HIV 感染症でカンジダなどがあるのでしょうから，β-D glucan が動くのかもしれません．それと，なぜ CMV を測ったかな…？　基本的に HIV 感染症に限らず，明らかな臓器障害を認めたら CMV の検査も考えてください．HIV の患者さんでは CMV が勝手に増減していると思ったほうが臨床的には使いやすいです．ウイルス性，細菌性など原因微生物を問わず，何らかの感染症があり，それに生体が反応するときに CMV も動いたりしていると思います．

Dr. 青木の Real Pearl
- 血液検査をするときは，状態から値の「予測」が必要
- HIV の患者においては炎症がなくても，T 細胞による B 細胞の制御ができないことによるガンマグロブリンの意味のない過剰状態が起きているため，血沈の亢進が見られる
- β-D glucan は，その結果いかんに関わらず，自分のアクションが決まっているときにだけ有用

青木　この患者さんの呼吸数はいくつでしたか？　…18 回/min ですね．**通常，私は病原体の名前を考えるときに，「胸のレントゲンのサイズに対して，呼吸数がどのくらい動いているか？」を診ます**（図1，図2）．この患者さんの場合，ささやかな空洞影ですが，例えば，免疫が正常な人が，これくらいの（手振りで陰影の大きさを伝える）肺炎球菌とか，マイコプラズマで陰影をつくれば，呼吸数は 20 回/min を超えていますよ，間違いなく．逆に，こんなに大きなサイズにも関わらず，呼吸数が 18 回/min などということがあると，糖尿病（が背景

にある）などもあり得ますが，通常は slow process（ゆっくりした経過）です．ですから，ノカルジアとかアクチノマイセスとか，クリプトコッカスとか，アスペルギルスとか，そういったものを考えたほうがいいことが多いのです．このような（特に免疫不全では大事ですが）呼吸数とレントゲンなどの画像上の病変サイズの関係性というのは，割と使えると考えています．

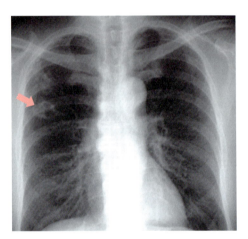

図 1 【画像所見】胸部レントゲン．右の上肺野に空洞影あり

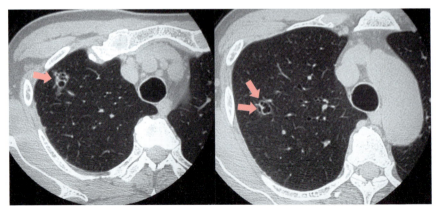

図 2 【画像所見】胸部 CT．右上葉に空洞影あり

> **Dr. 青木の Real Pearl**
> 病原体を考えるときは
> 「レントゲンの陰影の大きさに対する呼吸数を見る」
> 例えば，肺炎球菌やマイコプラズマである程度のサイズの陰影であれば，呼吸数が 20 回/min は超えると予想される．それなりのサイズの陰影があるのに，呼吸数が 18 回/min と比較的少ないときは，進行の遅い病原体，具体的にはノカルジア，アクチノマイセス，クリプトコッカス，アスペルギルス腫瘍性病変などが鑑別にあがる

■ 頭部 MRI

> 陳旧性脳梗塞を認めた以外は，特記すべき所見なし

青木　陳旧性の脳梗塞？　この患者さんは何歳の人でしたか？
発表者　60歳です．
青木　もし高血圧，糖尿病，高脂血症などがないとしたら60歳で脳卒中は少し早い感じがします．これが30歳とか40歳ですと，また面白い鑑別になりますね．例えば，「血管炎などの病態をもったベーチェット様の症状の人」か，あるいは「HIVか」となります．**HIV 感染者は後天的にプロテインCとプロテインSを失っていますので，過凝固状態で生きているわけです．ゆえに（血管が）詰まりやすい**．また，リスクのない妙齢の女性が突然 stroke（脳卒中）を起こしたら，もちろん感染性心内膜炎やあるいは高安病などを考えますが，HIV も考えてみてください．よろしいですか…，これはとても大事です．

　stroke というか，要するに cardiovascular（心血管），cerebrovascular（脳血管）event が年齢に不相応に発症しているような人を見たら，血管炎的なものとか，例えば，脳底部の髄膜の炎症でもいいのですが，クリプトコッカスとか結核による，あるいはかかりたての **syphilis（梅毒）** などを鑑別にあげてもいいですね．

　先生方，syphilis というと中枢神経の問題は tertiary syphilis（三期梅毒）というふうに思いやすいですが，じつは syphilis のスピロヘータは一期，二期梅毒のときから髄液の中で泳いでいますので，それなりの反応を惹起することもできます．

発表者　ここで，ここまでのプロブレムリストを列挙してみました．

> 1　HIV 感染症　CD4 数 8/μL
> 2　全身倦怠感をともなう 38℃台の遷延性発熱
> 3　右上葉空洞影

発表者　さて，ここで問題です．

今後の方針として優先順位の低いものは？

> 1　結核を疑い，隔離
> 2　CMV 肺炎としてガンシクロビル点滴開始
> 3　PCP（ニューモシスチス肺炎）として ST 合剤を開始
> 4　播種性 MAC 感染症の予防を開始
> 5　眼底病変の評価

答えは 2 です

解説

抗酸菌塗抹・結核の可能性は完全に否定されたわけではないため，状況が許せば隔離による空気感染対策をとることも選択肢に入る．**PCP は HIV 患者の肺病変で結核とともに最も疑うべき疾患**であり，肺野病変は多岐にわたるため，この場合の空洞影でも PCP の可能性は十分に考えられる．「CD4 < 50/μL」であるため，播種性 MAC 感染症の予防内服は早期に開始すべきである．そして一般に HIV 患者では CMV 肺炎はほとんど見られない．

青木　HIV には CMV 肺炎はありません．このようなことをいうと，また Y 先生に叱られてしまいますが….
発言者Y　いや，あまりないです．
青木　「ある」といったら無視してください．ほとんどないみたいなものですから．CMV は，同じ compromised（免疫不全）の宿主でも transplant population（移植

患者群）とか hematology population（血液疾患患者群）に肺炎を起こします．HIV population で肺炎を起こすことは非常にまれで，ステロイドの使用など別の要因が加わっていることが多いです．HIV 感染症では，基本的に CMV は，眼か，腸管，播種性ウイルス血症かという感じです．追加すれば，副腎などにもあるかもしれませんが，肺には本当にないのですよ．ですから「HIV の CMV 肺炎」というのは怪しい．「カンジダ肺炎」，これも怪しいと思ってください．そして

HIV を見たら結核，結核を見たら HIV

です．結核を疑ったら隔離というのは，皆さんよろしいですね．それから PCP として ST 合剤ですが，「呼吸数 18 回/min の PCP か…」という感じですが，（おそらく違うでしょう）．次にこれだけ低い CD4 数ですから．**MAC [*Mycobacterium avium* complex] 感染症**の予防等が要ります．

　眼は CMV にやられる可能性がありますから，ぜひ眼は見る必要がありますね．先生方，眼底鏡をおもちですか？ 眼底を見るときは「CMV による網膜炎的な変化がないかな？」と思って見るわけです．見たことあります？ じつは私，アメリカで研修医をやっていた頃，professor に CMV の網膜炎が網膜全面を覆っている患者さんの眼底を見て，「No problem」といってしまったことがあるのです．その患者さんの眼底は全体に diffuse（びまん性）に変化していたのでノーマルに見えたのですが，一番あるパターンは血管に沿って変化があるのですね．眼底をご覧になるときには，もし CMV を疑うのでしたら「どこに」「どんな色で」「どんな形で」をある程度予測してから診たほうがいいです．

Dr. 青木の Real Pearl
HIV 感染者では「真の」CMV 肺炎はまれである
- 発熱・咳嗽・呼吸困難・間質影などを呈する
- 以下の 3 つをすべて満たす必要あり
    - ・肺浸潤影あり
    - ・肺組織で特徴的な細胞内封入体あり
    - ・他の病原体が否定されている
- 喀痰で病原体（＋）でも診断には至らない
- HIV 感染者に限らず，インフルエンザなどの先行感染がない限り MRSA 肺炎はほとんど存在しない

診　断

発表者　では，CD4 低値 HIV 陽性患者での不明熱の鑑別を説明します．

> **CD4 低値 HIV 陽性患者での不明熱（FUO）の鑑別**
> - 「**HIV 感染症自体でも発熱はある**」ということが大前提だが，ほかの原因を否定することが先と考える
> - HIV 感染者の FUO の 80％以上は感染症が占める
>   - PCP，CMV 感染症，抗酸菌感染症（**MAC**，結核）
>   - トキソプラズマ症，サルモネラ症
>   - クリプトコッカス症
> - 悪性腫瘍（**非ホジキンリンパ腫**，薬剤熱）

発表者　特に MAC と悪性リンパ腫（lymphoma）は頻度も多く，重要です．また CD4 低値の場合には，さまざまな薬剤を同時に使用することが多く，薬剤熱も常に意識の中に入れておきたいです．

青木　この辺，かなり深いのですよ．「PCP が FUO の原因か？」と思われませんでしたか…？　じつは PCP というのは，初期の頃，chest X-ray（胸部レントゲン写真）が正常なのです．皆さんがご覧になっても「ノーマル」と思います．私がケンタッキーで研修医だったときに，PCP の患者さんのレントゲンを放射線診断局の教授にもっていったら，「This is completely normal chest X-ray（完全に正常な胸部写真）」というのです．それで私は，その教授に「Oh, by the way professor, this is HIV positive case（ところで教授，この患者さんは HIV 感染者です）」といったら，「Oh Makoto, this is typical PCP」といいました（会場・笑）．ですから，先生たちは，臨床状況で，pulmonary lesion（肺病変）を考えて，chest X-ray がノーマルだったら，教授気取りで「completely normal」なんていっている暇があったら CT を撮影してほしいのです．いいですか…，こういう場合は，たいてい CT のほうが素人目に異常をピックアップできるわけです．

　あとは MAC 感染症も典型的な末期 HIV 感染症の FUO の原因ですね．CD4 数がうんと低い HIV 感染症の FUO では，頻度的に MAC と lymphoma が必須になりますね．トキソプラズマ症も結構神経症状が出ず，MRI などを撮らないと FUO 的になります．サルモネラ症ももちろん細胞内寄生をしますので，FUO の病態をとります．

発表者 次に，CD4 低値の管理，HIV 感染者における CMV 感染症の特徴を説明します．

CD4 低値の管理

- 一次予防について
  CD4 数 <200/μL　PCP の予防
  ST 合剤 1 錠内服・アトバコン 1,500 mg/day・ペンタミジン吸入など
  CD4 数> 200/μL が 3 カ月以上持続すれば，中止可能
  CD4 数 <50/μL 播種性 MAC 感染症予防
  クラリスロマイシン 500 mg 1 日 2 回 or アジスロマイシン 1,200 mg/週
  CD4 数> 100/μL が 3 カ月以上持続すれば，中止可能
  トキソプラズマ IgG 抗体陽性かつ CD4 数< 100/μL トキソプラズマ予防
  ST 合剤 2 剤内服
  CD4 数> 200/μL が 3 カ月以上持続すれば，中止可能
- そのほか
  CD4 < 50/μL では CMV 網膜炎の発症リスクが高いため，定期的な眼科フォローが必要．もし患者が眼症状を訴えなくても，眼科受診は必須
- 参考までに…
  CD4 数が 50/μL 以下と免疫不全が進行しているが，無症状の患者もよく遭遇する．そのような場合，東京医科大学病院臨床検査医学科ではまず入院してもらい，日和見疾患やリンパ腫などの悪性腫瘍の合併がないか，全身検索（頭部 MRI・胸腹骨盤部 CT・上部消化管内視鏡・眼科受診・腰椎穿刺等）をしている．異常がなければ ART を導入し，経過観察ののち退院し，外来フォローへという方法をとっている．ただし，あくまでも決められた方法はなく，状況に応じたマネージメントが必要である．

HIV 感染者における CMV 感染症の特徴

- CMV は HIV と non-HIV 免疫不全では管理が全く異なる
  ・血清中 CMV 抗原（CMVpp65 抗原）が陽性であっても臓器障害を疑わない限り，治療しないことも多い

免疫不全の種類	HIV 感染症	がん患者・移植後
典型的な臓器	網膜炎・消化管・(脳炎)	肺炎・大腸炎

・治療薬の副作用が他剤と重複しているため使いにくい
  ➢ ガンシクロビル：骨髄抑制（ST 合剤でも起こる）
  ➢ ホスカルネット：腎障害（ペンタミジン・アムホテリシン）
・ART により免疫を回復させることが，最も有効な治療

発表者 HIV 感染者の肺画像所見を説明します．空洞性病変を形成する感染症としては，細菌性肺炎（緑膿菌，黄色ブドウ球菌，腸内細菌），結核，クリプトコッカス，ロドコッカス，ヒストプラズマ，アスペルギルス，ノカルジア，MAC，PCP があります．

青木 こういう細菌が，特に緑膿菌とか黄色ブドウ球菌が空洞をつくるというときに「呼吸数 18 回 /min」はありません．呼吸を 18 回しているうちに「即死」という状況になります．黄色ブドウ球菌はほとんど肺炎を起こさない pathogen です．これは絶対覚えてください．これは，HIV に関係ないですが，とにかく MRSA 肺炎などはほとんど嘘です．本当に MRSA 肺炎でしたらインフルエンザの罹患後からしか来ません（ブドウ球菌による肺炎は，インフルエンザ罹患後の患者さんに認められる）．

　本当のブドウ球菌肺炎というのは，例えば community acquired（市中獲得型）の MRSA で，いわゆる Panton-Valentine leukocidin（陽性の場合，疾患が重篤化しやすい）という特別な toxin（毒素）をもっている細菌がありますね．そのような MRSA 肺炎の際は，じつは即死なのです．ですから，**緑膿菌の肺炎もじつはブドウ球菌の肺炎も，本物は「即死」です**．2 週間も「緑膿菌が出ているのだけど」とか，「MRSA が出ているのだけど」という状況で，「この肺炎はよくならない」という場合，それはもう contaminant（汚染菌）なのです．ついでにいっておきますが，そうすることによって，バンコマイシンの使用量を落とすことができるのです．そうしないと，メロペネム（メロペン®）とかバンコマイシンなどをボコボコ処方してしまいます．したがって，これらの細菌は空洞をつくりますが，本症例のように臨床的に極めて quiet（静か）な cavity（空洞）を説明できる細菌は，（緑膿菌やブドウ球菌とは違い）slow process な病原菌ではないかと思います．

■ 追加検査

- 胃液抗酸菌塗抹：陰性，培養：陰性
- **血清クリプトコッカス抗原：陽性**
- Gaシンチ：右上肺野集積のみ
- 気管支鏡検査：同意得られず

青木 胃液の検査は（とめませんが），それ程いい検査とは思えません．胃結核を診断しているのではありませんから（会場・笑）．飲み込んだ喀痰をつかまえようとしているわけです．それからクリプトコッカスは陽性なので，クリプトコッカスが体の中にいるということは間違いないですね．

発表者 クリプトコッカス症に関しては，一般に「CD4数が低いと，頻度が高い」といわれており，「血清クリプトコッカス抗原価は感度がいい」とされております．また「β-Dグルカンは上昇しにくい」といわれています．そして何より，「HIV感染者では高率に髄膜炎を合併する」ことが知られており，全例で腰椎穿刺をすべきであるとされています．

青木 β-Dグルカンは，クリプトコッカスはあまり関係ないでしょう．クリプトコッカスはαのグルカンですので，あまりβでつかまるものではないのです．かえって，βはほかの真菌で使用されます．加えて，PCPでも使うことがあります．

あとは，「全例で腰椎穿刺をするべき」が一番大事なところですね．中枢神経の症状がゼロでもlumbar puncture（腰椎穿刺）を行うのが大事であり，この辺は専門医試験のヤマの1つですね．皮疹しかなくても，「クリプトコッカス抗原が陽性」＝「lumbar puncture」です．

ちなみにクリプトコッカスの皮疹は，症例検討会の前に行われたレクチャーで皮膚科の先生が見せてくださったmolluscum contagiosum（伝染性軟属腫）に似ているのですが，伝染性軟属腫的な皮疹が結構クリプトコッカスで起こるのです．クリプトコッカスを考えるケースでは本人は皮疹のみを心配していても腰椎穿刺なのです．というのは，往々にしてサイレントにCNS（中枢神経系）のlesion（障害）があるからです．

この患者さんの場合，もう1つ，最初からクリプトコッカスが先生たちの鑑別の俎上にあがっているわけです．それは「比較的徐脈」です．**比較的徐脈のときには，中枢神経病変を考えますね**．クリプトコッカスで頭蓋内圧の上昇があれば，feverさせながら比較的徐脈にもなります．だいたい先生たちが人生で遭遇するクリプトコッカスのうち，100回見たら99回はHIV感染症絡みですから．クリプトコッカスの「サイレントに頭蓋内圧を上げる性質」は知っておかれたほうがいいです．

Dr. 青木の Real Pearl
クリプトコッカス症
・CD4低値（100/μL未満）で頻度が高いとされている
・血清クリプトコッカス抗原価は感度・特異度ともに優れている
・β-Dグルカンは上昇しにくい
・HIV感染者では高率に髄膜炎を合併するため，全例で腰椎穿刺をすべき
・クリプトコッカスの皮疹は全身播種の証拠なので腰椎穿刺は必須

■ 髄液穿刺

初圧 42 cmH$_2$O，終圧 13 cmH$_2$O
細胞数 6，タンパク 65 mg/dL，糖 16 mg/dL

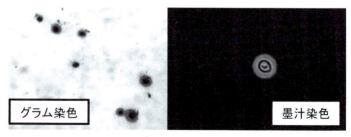

図3　髄液塗抹所見．グラム染色では莢膜が赤く染まっている

発表者 血液培養・髄液培養ともに「*Cryptococcus neoformans* 陽性」でした．ゆえに診断は

クリプトコッカス髄膜炎

と診断しました．

 処 置

発表者 さて，ここで問題です．

本症例の治療方針として最も適切なものは？

1. 腎障害を考慮し，ミカファンギン単剤で治療
2. 髄液圧が下がるまで，連日腰椎穿刺する
3. 腎障害を考慮し，フルコナゾール単剤で治療
4. 骨髄抑制を懸念し，フルシトシンは併用せず，リポゾーマル アムホテリシン B 単剤で治療
5. 結核も否定できないため 4 剤による治療も追加

答えは 2 です

 解 説

髄液圧が 25 cmH$_2$O 以上である場合は，腰椎穿刺により 50％に減少させる（極度に高ければ 20 cmH$_2$O まで下げる）まで連日腰椎穿刺をすることが推奨されている．場合によっては V-P シャント（脳室腹腔シャント）なども考慮する．

4 に関しては，施設によってはこの方法を選択しているところもあるが，併用療法のほうがよりエビデンスが多く，東京医科大学病院臨床検査医学科では，基本的に「まずは併用療法」を試みている．フルコナゾールも治療薬ではあるが，治療効果という点で劣り，髄膜炎をきたしている本症例では治療の導入には用いない．ミカファンギンは，そもそもクリプトコッカスの治療薬ではない．

発言者A　多少おとりのような選択問題であり，「フルシトシン（アンコチル®）を併用するのか，しないのか？」という点で，**4**で迷う方も多いと思います．施設によってはHIV感染者の場合，やはり「骨髄抑制が懸念されるため，リポゾーマル　アムホテリシンBのみで治療する」とされる方もいますので，**4**と**2**が悩ましいところです．

　ほかの選択肢としては，フルコナゾールも治療薬の1つでありますが，強さという点ではリポゾーマル　アムホテリシンBが好まれ，優先されるべきと思います．ミカファンギン（ファンガード®）は中枢神経に入りませんので，これは間違いです．

青木　ミカファンギンは中枢神経にいきませんから．ミカファンギンのスペクトラムにクリプトコッカスはのっていませんよね．「ミカファンギンはクリプトコッカス髄膜炎にはダメ」ということを覚えられると「中枢神経にいかない」ことも，「クリプトコッカスに使用できない」ことも覚えられるわけです．一方，ミカファンギンはtransplantやcompromised hostにいろいろ使われます．よくある相談として「青木先生，この患者さんはtransplant後で，肺にやたら新しい病変が出てきて，今，バンコ（バンコマイシン）とメロペン，アジスロマイシンやガンシクロビルといろいろ処方しています．それとミカファンギンも処方していますが，ほかにまだ加えるものは，考えられますか？」といわれる．案外，穴が空いているのは，transplant後の細胞性免疫障害ですからクリプトコッカスを考慮しないといけないのですが，これはミカファンギンでカバーできない．結局，「クリプトコッカスの肺炎だった」というのが結構あります．ぜひ**ミカファンギンはクリプトコッカスに効かないことと，中枢神経にいかないことを覚えてください**．

発言者A　クリプトコッカス髄膜炎の治療として，米国感染症学会のガイドライン[1]の説明をしますが，「リポゾーマル　アムホテリシンBとフルシトシンの併用を最低2週間」が推奨されています．治療としては，**induction therapy（導入療法）**，つまり「最初にガツンと叩く」という治療（2週間からそれ以上延長することもありますが）を行ったうえで，**consolidation therapy（地固め療法）**という維持療法が（この段階になるとフルコナゾールを選択されることが多いのですが）推奨されます．

　正解**2**の「髄液圧が下がるまで，連日腰椎穿刺する」ですが，クリプトコッカス髄膜炎の予後不良因子として，「髄圧の高値」や「髄液の細胞数の低下」が挙げられます．この症例では細胞数がかなり低下していたので，予後不良因子に該

当し，腰椎穿刺による減圧という治療的な効果も考えました．基本的には「積極的に腰椎穿刺」，場合によってはV-P shunt（脳室腹腔シャント）などの持続的なドレナージも考慮してもよいと思います．

> **クリプトコッカス髄膜炎の予後不要因子**
> - 髄液圧の高値
> - 髄液細胞数の低下
> - 2週間後に症状改善なし
> - 治療2週間後に髄液培養陽性

青木 クリプトコッカス髄膜炎で髄液の細胞数が高いと，また「ヤバイ」と思われるかもしれませんが，細胞数が高い分にはあまり問題ないのです．髄液が黄色い，喀痰のようにどろどろになっている症例でも，結構抗菌薬の使用でスーッとよくなるものです．逆にこの症例のように「細胞数が6」とか，ひどい症例だと「細胞数がゼロになってしまう」，そうなると予後は悪い．要するに，宿主のレスポンスがほとんどできないような状態になっている髄膜炎というわけです．

✓ 治療経過　その1

発表者 本症例では，導入療法として「リポゾーマル アムホテリシンBおよびフルシトシンの併用で加療」を開始しました（表2）．一方で，髄液の初圧が25 cmH$_2$O以下となることを目標に1週間に2〜3回のペースで腰椎穿刺を行いました．

髄液培養は，当初陽性所見が続きましたが，第21病日目に陰性化を確認しました．しかし腎機能障害が著明となってきたため，リポゾーマル アムホテリシンBおよびフルシトシンのこれ以上の投与継続は困難と判断されたため，第28病日目に「フルコナゾールによる維持療法」に移行しました．その後髄液の初圧は減少していきましたが，髄液中のクリプトコッカス抗原価は依然高値でした．

表2 治療経過 その1

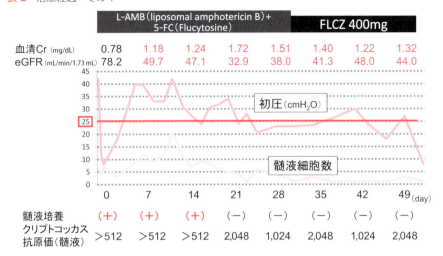

■3カ月後の画像所見（図4，図5）

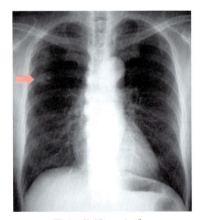

図4　胸部レントゲン

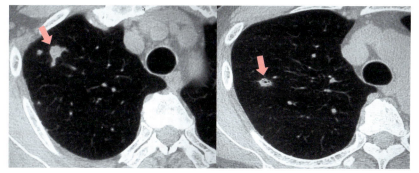

図5 胸部CT. 治療開始3カ月後には右上葉の空洞性病変が肉芽腫様に変化していた. クリプトコッカスの関与が疑われる

これまでのプロブレムリスト

#1　　発熱・全身倦怠感
TDx（暫定診断）　クリプトコッカス髄膜炎
#2　　右上葉空洞影
DDx（鑑別診断）　クリプトコッカス症（TB・PCPは否定的）
#3　　HIV感染症　CD4数 8/μL　未治療

発表者　さて，ここで問題です．

この症例で，今後の治療方針として適切なものは？

1. 速やかにARTを開始する
2. 髄膜炎治療開始2週間後にARTを開始する
3. 髄液墨汁染色が陰性化するまでARTは待つ
4. 髄液培養が陰性化するまでARTは待つ
5. 初圧 < 25 cmH$_2$O で安定するまでARTは待つ

答えは 5 です

発言者A　この問題ははっきりとした正解があるわけではありませんが，米国感染症学会のガイドライン[1]ですと，ART導入を2～10週間程度の期間で行うという非常に幅の広い記述になっており，その意味でも毎回迷う状況と思います．2週間以内では，早い印象がありますので，「比較的落ち着くのを待ってから，ART導入」とした症例でした．

青木　私はいわゆる**免疫再構築症候群[immune reconstitution inflammatory syndrome；IRIS]**で患者さんを失って，一番強烈な印象が残っているのは，じつはクリプトコッカス髄膜炎ばかりなのです．発症の仕方によっては，IRISは怖いですよね．ですからクリプトコッカス髄膜炎はART開始のタイミングが一番expertise（専門知識）を要求すると思うのです．リポゾーマル アムホテリシンBを使ったり，フルシトシンを使ったり，あるいはフルコナゾールを使い，ある程度コントロールされて，「そろそろART導入かな…」と思ったときには，専門の先生に電話されたほうがよいです．

　大雑把ないい方をすると，たいてい先生方は早すぎるタイミングでARTを始める傾向があります．というのは「そろそろARTを始めようかな…」というときには，臨床的に全然問題ないわけです．しかし，このクリプトコッカスという真菌は前立腺に隠れていたり，脳幹部のどこかに引っかかっていたりして，病原菌として死んでいても抗原刺激的な可能性をもったまま存在しているわけです．そこに，有効なHIV治療で急激に免疫が回復してくると，IRISがわぁーと広がってしまうのですね．

　したがって，クリプトコッカス髄膜炎の患者さんのHIV治療の開始の際は，エキスパートにぜひとも相談ください．そうしないと，せっかくここまできたのに，あっという間に患者さんが亡くなってしまいます．この業界にいる医師は，最低1人か2人は，この病気で患者さんを失っているはずです．そのくらい怖い．

発表者　今ARTの導入時期に関して話がありましたが，文献的に調べてみましたところ，「治療開始後2週間以内でARTを導入した群」と「6週間後にARTを導入した群」ではIRISの発症率に有意差は認めず，6週間後に導入した群で死亡率が有意に高いという報告がありました．

青木　私などは6週間でも「早い」という感じがします．「6カ月だったらいいかな…」という感じです．そのくらい慎重にします．

発言者A　他施設の症例では，8カ月後にIRISを起こした激烈な症例もクリプトコッカスに限ってはあります．

青木 クリプトコッカスは，本当にART開始のタイミングが難しい．

発表者 一方「治療開始後4〜8週間以内のARTの導入でIRIS発症リスクは高い」とする報告や，「治療開始後1日以内と非常に早期にARTを導入した群」と「10週間後にARTを導入した群」とでは，1日以内の導入群で死亡リスクが約3倍とする報告がありました．「いつ導入すればいいのか？」に関する明確な時期は定められていませんが，「早ければいい」わけではないことがいえると思います．

発言者A IRISは，HIV感染症の治療で特に話題に出てきますが，「HIVの治療によって，免疫が再び再構築されることによって起こる症候群」と定義されています．これは原因となる疾患によって症状が違いますので，クリプトコッカスによるIRISか，PCPによるIRISか，それぞれ症状が違うわけです．そして各疾患の症状が増悪する，あるいは新たに出現する形で発症することが多い．症状が強い場合は「死に至る例が多い」という点も問題でして，（クリプトコッカス髄膜炎や結核などでは）今大きな問題として起こっています．

Dr. 青木のReal Pearl
クリプトコッカス髄膜炎のIRISは激烈で怖い！　ART開始のタイミングは必ず専門家へ相談

コラム塾 1　免疫再構築症候群（IRIS）とは？

　HIVに対する治療を開始したのち，免疫応答が改善することにより引き起こされる炎症を主体とした病態です．日和見感染症，AIDS関連悪性腫瘍，肝炎などの増悪症状を示すが，疾患によりその症状は異なります．

　大きく2つに分けて，**「新たに症状が出現する場合（unmasking）」**と**「指摘（治療）されていた症状が増悪する場合（paradoxical）」**があります．

　症状が強い場合は「死に至る」場合もあります．さまざまな疾患が原因となりますが，**特にクリプトコッカス髄膜炎や結核**で頻度が高く，重症化しやすいためしばしば問題になります．IRISを発症した場合，ステロイドの全身投与を行うことが推奨されています．ARTに関してはステロイドで症状が抑えられている限りは，「中断しないが原則」です．

✓ 治療経過　その2

発表者　第110病日頃より飛蚊症症状が出現し，眼底所見よりCMV網膜炎と診断し，バルガンシクロビル（バリキサ®）1,800 mg/dayの投与を開始しました（表3）．髄液のクリプトコッカス抗原価は第125病日の時点で1,024倍と依然高値が続いていましたが，CD4数は6/μLと低値でありCMV網膜炎による失明の危険も考慮しました．ART導入が必要と判断し，第130病日に**ラミブジン・アバカビル（エプジコム®），ダルナビル・エタノール（プリジスタナイーブ®）・リトナビル（ノービア®）でART導入**としました．その後も，定期的な腰椎穿刺は継続し，髄液圧は上昇傾向がなく経過し，退院となり外来加療へと移行しました．

しかし，ART導入後の74日目にあたる第204病日に39℃台の発熱，頭痛を認め，腰椎穿刺にて初圧41 cmH₂Oと高値を呈しました．クリプトコッカス抗原価は512倍と著変は認めませんでした．全身状態も不良であり，再入院となりました．MRIを再度実施しましたが，特に異常は認めませんでした．

表3　治療経過　その2

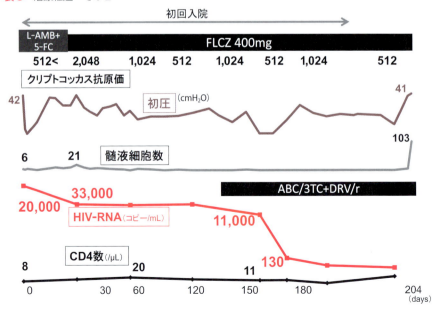

発表者　さて，ここで問題です．

再入院の原因は？

1. HIV 関連神経認知障害（HAND）を発症した
2. クリプトコッカスがフルコナゾールに対し耐性化した
3. クリプトコッカスに対する IRIS を発症した
4. 進行性多巣性白質脳症（PML）を発症した
5. CMV 脳炎を発症した

答えは 3 です

発言者A　2 が正解に入ってもいいところではありますが，フルコナゾールの治療を行いつつも，抗原価が全く改善しなかった点を考慮すると，本症例では「治療効果が不十分」のため，「耐性化」までは考えませんでした．IRIS のクリプトコッカスに対する治療効果が不十分という可能性を考え，治療を進めました．

■HIV 関連神経認知障害

発表者　HIV の神経系疾患のまとめという形で少し触れます．ただいまの問題 5 の CMV 脳炎ですが，これはかなり免疫不全が進行した症例であることが知られています．脳炎ですから意識障害などが起こることが多く，画像上の所見としては「脳室周囲に高信号病変が出る」ことが典型とされています．

　HIV 脳症と，最終的に HIV 関連神経認知障害の疾患ということで，HIV-associated neurocognitive disorder の頭文字を取って HAND（ハンド）と呼びますが，特に発熱や炎症をともなわず，認知機能の低下という形で発症することが多いです．画像所見上は「両側の頭頂葉近くの白質の斑状の高信号病変が出る」ことが特徴的といわれています．

　それと進行性多巣性白質脳症 [progressive multifocal leukoencephalopathy；PML] という疾患も鑑別にあがります．しかし，これも発症としては変則性に巣状の病変をつくることがほとんどですので，巣症状が出ることと，画像上もかなり典型的な所見が出るため，ほかの選択肢は除外してよいだろうと思います．

✓ 治療経過　その3

> 経過により，IRISの可能性とクリプトコッカスに対する治療効果が不十分という可能性を考え，再入院後の第207病日よりプレドニゾロン1mg/kg/dayの投与を開始した．クリプトコッカスへの治療強度を上げるため，フルコナゾールを600mg/dayに増量した．その後，症状は改善傾向を示したため，プレドニゾロン投与量を漸減して第234病日に終了する．その後の経過は良好で，現在は外来通院中．

青木　クリプトコッカスのIRISに対して，「ステロイドをいつもルーチンに入れる」などの研究報告はありますか？　いかがでしょう．

発言者A　はっきりしない部分はありますが，かつてはIRISに対して「一時的にHIVの治療を中断して，日和見感染症の治療を優先する」という事例も多かったと思います．最近は，ARTをそのまま継続し，症状を和らげる目的でステロイドを症状の程度に合わせて処方することが比較的推奨されています．『抗HIV治療ガイドライン（2016年3月）』でも，ステロイドに関してはIRISとはっきりしている場合，ほかの合併症やほかの感染症が完全に除外できているという条件があれば，推奨しています．

青木　皆さんは，HIVといえば免疫障害で，それに畳みかけるようにプレドニゾロン（プレドニン®）を使ったりしたら，免疫不全にまた免疫不全の上塗りをするようなもので，「何かまずいんじゃないか？」と思われるかもしれませんが，これが結構イケルわけです．理由はよくわかりません．昔，AZT（ジドブジン；最初のHIV治療薬）もない時代，最後に髄膜炎などを起こした際，私たちがどうしたのかといえば，プレドニンを60mgとか80mgを使っていたのです．一過性でしたが，とても元気になって，最後にみんなに別れを告げたり，パーティしたりして亡くなっていったのです．

　正確には，AIDSのDはDeficiency（不全）のDというよりも，Dysregulation（調節障害）のDといったほうがよいと感じています．実際，サイトカインがovershooting（過剰に出ている）している症状もあるし．したがってIRISも含めて，dysregulationを起こしていると考えたほうがいいわけです．そうすると，その「dysregulationの過剰なものをステロイドで抑えつつ，suppression（抑制）

の原因になっている部分は ART で改善していく」というイメージをもたれていいのではないかと思うのですね.

東京医科大学病院の先生方のようにこの疾患に慣れてこられると，ステロイドを躊躇せずに使えるようになります．ART がしっかり軌道に乗っていれば，MAC による colitis（腸炎）でひどい症状でも，何でもそうなのですが，結構ステロイドが奏功することが多いです．ただ，ステロイドの開始が遅れると，炎症の抑制に間に合いません．なので，きちんと予想してステロイドの処方を早め，あるいは少しでも IRIS の気配があれば，パッと始めたほうがいいことが多いですね．「IRIS がしっかり熟し切ってからやろう」などとすると，もう手遅れです．

感染症の治療は，基本的に「効くか」「効かないか」も重要ですが，タイミングも大事ですね．耐性菌では患者さんを失うことはないのですから，感受性菌の治療のタイミングが遅いと，たいてい患者さんを失います．そのほうが悔しいわけです．やはり肺炎球菌の治療は早くやりたいのと同じで，これも「ステロイドで dysregulation を早めに抑える」というのが，今後のプラクティスの 1 つの key になっていくと思います．

症例検討会②（クリプトコッカス髄膜炎）のリアルを伝授します

1. CD4 低値の発熱は鑑別が多彩
2. しかし，症状や身体所見に乏しいことが多いので注意
3. クリプトコッカスでは，全例で腰椎穿刺をする
4. ART は早期に導入するべきであるが，IRIS に注意を要する
    ➡ 専門家に相談を！　進行が早い症例もあり，フォローアップに注意する

●文献
1) Perfect JR, et al: Clinical practice guidelines for the management of cryptococcal disease: 2010 update by the infectious diseases society of america.. Clin Infect Dis. 2010 Feb 1;50(3):291-322.

編集者・あとがき（臨床検査医学科の立場から）

　本書のきっかけとなった「基礎から学ぶHIV感染症セミナー」は2009年から始まりました．スポンサーのない当科独自のセミナーとして毎年開催を続け，これまでに6回開催しています．北海道から沖縄までさまざまな地域・診療科の医師が参加され，重複を含めて148名の参加がありました．その後に当科で研修された方も含め，参加された方がそれぞれの地域でHIV診療に尽力されており，第1回目から携わる者として大変うれしく思っています．

　私自身はHIV診療に関わって10年程度の若輩者ですが，HIV診療をめぐる現状は大きく変わったと感じています．医療者のHIVに対する偏見や差別も消えることはありませんが，かなり改善されてきました．興味をもって診療に関わってくれる他科の医師やコメディカルの方々も多く（本書を読めばわかっていただけると思います），非常に心強く思います．このような環境が整っているのも，先輩たちが築いてきた土台があってのことであり，我々の世代はこれをさらに広げていく必要があると思っています．

　読者の皆さんが，この本を通して幅広く奥深いHIV診療に興味をもち，実際の診療に参加してくれるのなら，これ以上の喜びはありません．HIV診療はめまぐるしく変化を続けており，学ぶことも多くまだまだ道半ばといった印象です．しかし感染症と免疫の本質に触れるこの疾患を学ぶことは非常に興味深く，また心理・社会的な側面も含め幅広い医師としての能力が試されている領域だと思います．自分にどれだけのことができるのか，不安もありますが，それ以上にやり甲斐も感じています．

　このセミナーおよび本の作成にあたりご協力いただいた方々に感謝します．また編集にあたり，非常に忍耐強く関わってくださった程田靖弘さんと堀内志保さんに深く感謝します．本書がHIV感染症で困難な戦いを強いられているすべての人たちに役立つことを祈っています．

　2016年9月吉日

編集者　村松　崇

編集者・あとがき（総合診療の立場から）

　総合診療は患者の訴える症状に対して，適切な病歴聴取，身体診察を通じて問題リスト・鑑別診断を整理構築し，検査・治療にあたるというプロセス（学生時代に医療者の基礎姿勢として習う）を丁寧に行うことが出発点になります．そして，その原因を人体の発生・解剖・病態生理を踏まえ探求・検証し，果ては精神的要因にまで追求する必要があります．そのような広大な分野において，私はまだまだ修行の身であり，その修業は一生続くこととなりそうです．

　修行中である私から見てもHIV感染症というのは，総合的な医療という意味合いで「究極のプライマリケア」といっても過言ではないと思います．「わずかな手掛かりから診断を行う必要のある急性期・無症候期の診療の難しさ」「細胞性免疫障害を背景とした想起すべき微生物や進行速度の特異性」「慢性炎症が起こす慢性疾患の進行やリスクの相違」など，特徴や特性を挙げればきりがなく，幅広い知識や経験が求められる領域です．では，体系的なものを学ぶ機会があるかというと，HIV感染症は特定の施設や部署にて診療を行っており，残念ながらまだまだ学習機会の限られた領域です．

　今回，当院臨床検査医学科主催のHIV診療のワークショップを1冊の本にまとめる話が持ちあがり，編集の仕事に携われたことは，総合診療医の私にとって非常に幸運でした．目から鱗が落ちるような新しい発見や考え方の連続で，編集作業を終えた読後の満足感は近年感じたことがないものでした．また，リアルという題名からも分かるようにHIV診療の実際の現場を感じられる内容で，HIV診療に悪戦苦闘している医師たちの語りつくせない熱い思いが詰まった1冊になったとも思います．

　本書の出版にあたり，企画の段階から適切な助言をくださり，編集の作業を根気強く進展してくださった丸善出版企画編集部の程田靖弘さん，堀内志保さんには深く感謝申し上げます．

2016年9月吉日

　　　　　　　　　　　　　　　　　　　　　　　編集者　赤　石　雄

索引

あ行

アイセントレス® ……………… 157, 167, 171
悪性腫瘍 …………………………………… 190
悪性リンパ腫 …………………………… 56, 236
アジスロマイシン ………………………… 94
アスペルギルス症 ………………………… 81
アトバコン ………………………………… 92
アドヒアランス ……………………… 142, 174
アメーバ赤痢 ……………………………… 65

医療ソーシャルワーカー（MSW） …… 149
インテグラーゼ …………………………… 4
インテグラーゼ阻害薬 …………… 145, 170
咽頭炎 …………………………………… 203

ウイルス学的治療失敗 …………………… 20
ウイルス持続陰性（SVR） ……………… 72
ウインドウピリオド …………………… 3, 15
ウエスタンブロット法（WB法）…… 18, 211
うっ血性心不全 …………………………… 82

エジュラント® …………………… 166, 171
エトラビリン …………………………… 147
エファビレンツ ………………… 147, 171
エプジコム® …………………… 166, 171
エンテカビル ……………………… 68, 177
エンベロープ ……………………………… 18

か行

カウンセラー …………………………… 136
核酸系逆転写酵素阻害薬 ……………… 170
核酸増幅検査（NAT）…………………… 3
カポジ肉腫 ………………… 42, 97, 104
顆粒球コロニー刺激因子（G-CSF）…… 52

加齢 ……………………………………… 192
カレトラ® …………………………… 161, 165
肝炎ワクチン ……………………………… 72
ガンシクロビル ………………………… 110
カンジダ ……………………………… 60, 61
感染源 ……………………………………… 1
カンピロバクター ……………………… 105

気胸 ………………………………………… 93
急性期 ……………………………………… 24
急性虫垂炎 ……………………………… 64
急性レトロウイルス症候群（ARS）…… 5
急性HIV感染症 ………………………… 214

クラリスロマイシン ………………… 94, 147
クリプトコッカス ……………………… 116
クリプトコッカス症 ……………… 81, 239
クリプトスポリジウム ………………… 105
グロコット染色 …………………………… 90

結核 ………………………… 77, 186, 225
血球減少 ……………………………… 54, 56
血小板減少 ……………………………… 55
ケモカインレセプター拮抗薬 ………… 170

コア ……………………………………… 18
高ガンマグロブリン血症 ……………… 54
口腔カンジダ症 ……………… 6, 27, 32, 43, 87
抗結核薬 ………………………………… 186
肛門性交 ………………………………… 11
抗レトロウイルス療法（ART）……… 163
抗HIV療法 ……………………………… 163
コクシジオイデス ………………………… 81
告知 ……………………………………… 132
骨粗鬆症 …………………………… 179, 187

コビシスタット ･･････････････････････････ 147
コムプレラ® ･･･････････････････････････ 166
クロストリジウム・ディフィシル ･･････････ 62
コンドーム ･････････････････････････････ 2

さ行

細菌性赤痢 ･･････････････････････････ 62, 105
細菌性肺炎 ･････････････････････････････ 80
サイトメガロウイルス（CMV）･･････････････ 60
サイトメガロウイルス感染症 ･････････････ 97
サイトメガロウイルス脳炎 ･･････････････ 119
サルモネラ ･････････････････････････ 62, 105

脂質異常症 ････････････････････････････ 196
脂質代謝異常 ･････････････････････････ 187
湿疹 ･･･････････････････････････････････ 42
縦隔気腫 ･･････････････････････････････ 93
就労支援 ･････････････････････････････ 149
職業曝露 ･･･････････････････････････････ 3
自立支援医療 ･･････････････････････ 149, 168
脂漏性皮膚炎 ･････････････････････････ 27, 44
腎機能障害 ･･･････････････････････････ 179
心血管疾患 ･･･････････････････････ 187, 195
進行性多巣性白質脳症（PML）･･･ 119, 175, 249
迅速検査 ･･････････････････････････････ 17
身体障害者手帳 ･････････････････････ 149, 168

垂直感染 ･･･････････････････････････････ 3
スクリーニング検査 ･･･････････････････ 128
スタチン ･････････････････････････････ 197
スタリビルド® ･･･････････････････････ 167
ストックリン® ･･････････････････ 161, 171, 176
すりガラス影 ････････････････････････････ 88

生活習慣病 ･･･････････････････････････ 190
性感染症（STD）･･･････････ 33, 98, 198, 204
正球性貧血 ･････････････････････････････ 53
赤痢アメーバ ･･････････････････････････ 32, 62
尖圭コンジローマ ･････････････････････ 41, 98

早期治療 ･････････････････････････････ 167
相互作用 ･････････････････････････････ 145

た行

帯状疱疹 ･････････････････････････････ 6, 38
耐性 ･･････････････････････････････ 68, 217
耐性ウイルス ･･････････････････････････ 166
ダルナビル ･･･････････････････････････ 171
単純ヘルペス ･･････････････････････････ 39
単純ヘルペスウイルス（HSV）･････････････ 60
男性間性交渉 ･･････････････････････････ 10

チトクロム P450 ･･････････････････････ 146
中枢神経原発悪性リンパ腫 ･･････････････ 117
治療失敗 ･････････････････････････････ 172

ツルバダ® ･･････････････････････ 157, 164, 171

テノホビル ･･････････････････････ 68, 70, 177
テビケイ® ････････････････････････ 165, 171
伝染性単核球症 ･･･････････････････････ 208
伝染性軟属腫 ･･････････････････････････ 40

糖尿病 ･･･････････････････････････････ 196
トキソプラズマ脳炎 ･･･････････････････ 117
トリーメク® ･･････････････････････････ 167
ドルテグラビル ･･･････････････････････ 171
ドロップアウト ･････････････････････････ 49

な行

乳酸アシドーシス ･････････････････････ 179

ニューモシスチス肺炎（PCP）････ 77, 86, 229

は行

肺高血圧症 ･････････････････････････････ 82
梅毒 ･･･････････････････････ 11, 47, 116, 233
梅毒二期疹 ･････････････････････････････ 45
白癬 ･･･････････････････････････････････ 43
曝露事故 ･････････････････････････････ 155

索引 255

針刺し	3	問診票	133
針刺し事故	154		
バルガンシクロビル	110	**や行**	
		薬剤耐性検査	172
非核酸系逆転写酵素阻害薬（NNRTI）		薬剤熱	92
	12, 147, 170	薬物	2
比較的徐脈	227	薬物相互作用	177
非結核性抗酸菌症	77, 94		
ヒストプラズマ	81, 225, 239	輸血	3
ヒトパピローマウイルス（HPV）	198		
日和見感染症	7, 8	予防内服	156
日和見疾患	102	曝露後——（PEP）	156
非AIDS関連疾患	165		
		ら行	
ブースター	147	ラルテグラビル	171
不明熱（FUO）	222		
ブラストミセス	81	リトナビル	147, 171
プリジスタ®	167	リポジストロフィー	179
プリジスタナイーブ®	171	リルピビリン	145, 171
プレドニゾロン	91	リンパ球減少	51
プロテアーゼ	4	リンパ球性間質性肺炎（LIP）	82
プロテアーゼ阻害薬	147, 170		
		欧　文	
米国保健福祉省	163		
ペグ化リポゾーマル型ドキソルビシン	102	**A～G**	
ペニシリウム	81, 239	acute retroviral syndrome（ARS）	5, 214
ペンタミジン	92	AIDS期	28
		AIDS指標疾患	6
母子感染	128	anti-retroviral therapy（ART）	163
ポリメラーゼ	18	ARS	5
		ART	163
ま行			
慢性炎症	192	B型肝炎	67, 177
慢性腎臓病	187, 195	blip	20
無症候期	27	C型肝炎（HCV）	71
		CCR5	4
免疫再構築症候群（IRIS）		CMV	60, 234
	48, 78, 85, 103, 122, 179, 246	CMV腸炎	63

CMV 脳炎	119
CXCR4	4
CYP P450	146
cytomegalovirus (CMV)	60
Cytomegalovirus infection	97
DHHS	163, 164
DHHS guideline	219
ELISA	15, 211
fever of unknown origin (FUO)	222
granulocyte colonystimulating factor (G-CSF)	52

♀ H～N

HAND	197
HCV	71
Hepatitis C virus (HCV)	71
herpes simplex virus (HSV)	60
herpes zoster	6
HIV エンテロパチー	62
HIV 関連神経認知障害 (HAND)	140, 175, 197
HIV 脳症	119
HIV entheropathy	62
HIV-2	12, 19
HIV-associated neurocognitive disorder (HAND)	197, 249
HIV-PCR	18, 211
HLA	13
HLA-B*5701	172
HPTN 052 試験	167
HSV	60
Human papillomavirus (HPV)	198
immune reconstitution inflammatory syndrome (IRIS)	48, 78, 103, 179, 246
infectious mononucleosis	208
IRIS	48, 78, 85, 103, 179, 246

JC virus	119
Kaposi's sarcoma	97
lymphocytic interstitial pneumonia (LIP)	82
medical social worker (MSW)	149
men who have sex with men (MSM)	29
MSM	29, 35, 149
NNRTI	12
nucleic acid amplification testing (NAT)	3

♀ O～Z

opt-out	14
oral candidiasis	6
PCP	77, 86
PML	119
Pneumocystis jirovecii pneumonia (PCP)	86
post-exposure prophylaxis (PEP)	156
progressive multifocal leukoencephalopathy (PML)	119
p24	17
sexually transmitted disease (STD)	33, 98, 198, 204
single tablet regimen (STR)	163
SMART study	194
ST 合剤	91
START 試験	168
STD	33, 98, 198, 204
STR	163
sustained viral response (SVR)	72
SVR	72
WB 法	18, 211
Western blotting (WB 法)	18
β-D グルカン	90

HIV 診療の「リアル」を伝授します

平成 28 年 11 月 15 日　発　行

編集者　天　野　景　裕
　　　　村　松　　崇・赤　石　　雄

監修者　福　武　勝　幸・山　元　泰　之

発行者　池　田　和　博

発行所　丸善出版株式会社
　　　〒101-0051　東京都千代田区神田神保町二丁目 17 番
　　　編　集：電　話(03)3512-3262／FAX(03)3512-3272
　　　営　業：電　話(03)3512-3256／FAX(03)3512-3270
　　　http://pub.maruzen.co.jp

© Kagehiro Amano, 2016

組版印刷・株式会社 日本制作センター／製本・株式会社 星共社

ISBN 978-4-621-30082-4　C 3047　　　　　Printed in Japan

|JCOPY|〈(社)出版者著作権管理機構 委託出版物〉

本書の無断複写は著作権法上での例外を除き禁じられています．複写される場合は，そのつど事前に，(社)出版者著作権管理機構（電話 03-3513-6969, FAX03-3513-6979, e-mail:info@jcopy.or.jp）の許諾を得てください．